あい子・時枝武

# うつ病者からの手紙

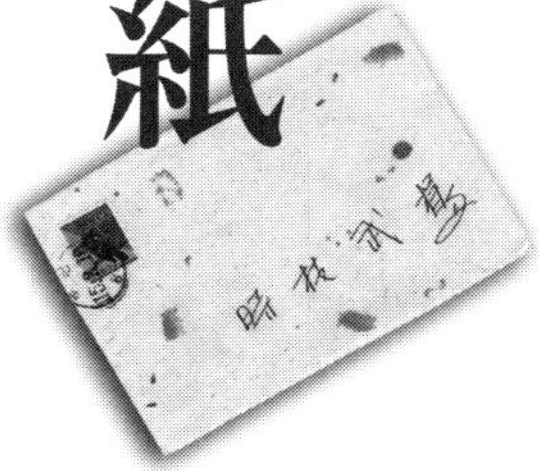

新曜社

自分の〝痛い〟を出す。
それが歌うこと。
ひとつ〝痛い〟を出せば、
ひとつ〝やさしい〟になる。

Cocco

たくさんの〝やさしい〟をくれたCoccoと、
Coccoの「焼け野が原」を聴けずに死んでいった南条あやさんに捧げます。

# 日付のない手紙——編集者のT・Tさんに宛てられたもの（1）

T 様

突然ですが、以前お電話した東京の××です。時枝先生の本を読ませていただいて大変共感し心癒されました。先生にお会いになることがありましたら同封の手紙をお渡し下さい。中をチェックしてかまいません。（2）また、先生の書かれている本とかありましたら教えて下さい。よろしくお願いいたします。

××あい子（3）

（1）この手紙をぼく〔時枝武〕は一九九七年五月下旬にTさんを介して受け取った。
（2）この言葉がなければ文通することはなかったと思う。前著『うつ病者の手記』〔人文書院、一九九七年三月二十日〕に寄せられた手紙には軽い妄想を持った人からのものもあったから、ぼくはTさんに仲介をお願いしていた。
（3）この名はもちろんペンネームである。本書を構成する以下の私信はすべて「あい子」との合意により公表される。同じ〃痛い〃を持っている人々と共に〃やさしい〃をさがすために。

もくじ

# うつ病者からの手紙

装丁　上野かおる

# 訪れ

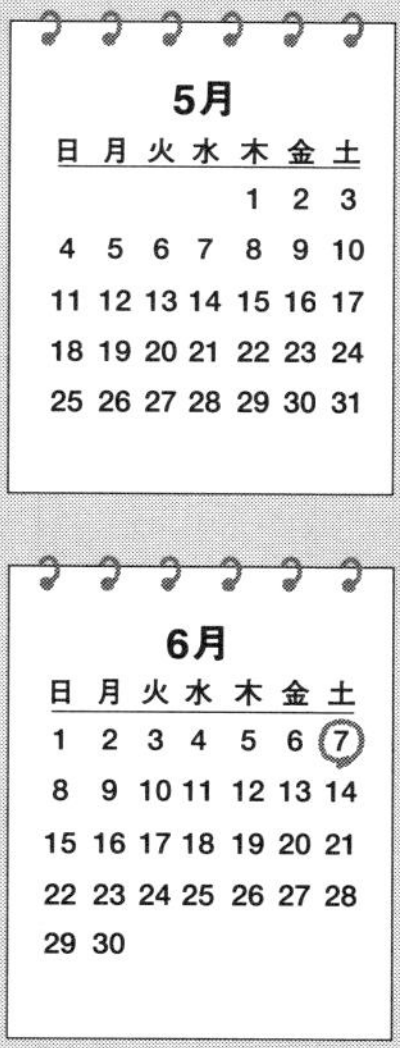

5月
日 月 火 水 木 金 土
1 2 3
4 5 6 7 8 9 10
11 12 13 14 15 16 17
18 19 20 21 22 23 24
25 26 27 28 29 30 31
6月
日 月 火 水 木 金 土
1 2 3 4 5 6 7
8 9 10 11 12 13 14
15 16 17 18 19 20 21
22 23 24 25 26 27 28
29 30

あい子は猫がたいへん好き。
小さな獣のように、前ぶれもなく、少し怯えつつ。
一九九七年初夏のこと。

# 日付のない手紙

時枝先生

初めまして。五月二十三日は先生のお誕生日でしたよネ。おめでとうございます。

私は先生の『うつ病者の手記』を読ませていただいて大変感動し、またそれによって今日まで生きてこられたことに感謝してこうしてお手紙を書いています。まるで感情のない私の心を少し癒してもらえることができました。

私も同病者であるので、ちょうど先生の本を読むころも、すでに自分の中ではあっちの世界との綱引きに負けそうで、もうこれ以上は耐えられないという感じで、飛び降りることばかり考えていたときでしたから……。

今までに何百冊という本を読んできましたが[1]、なかなか、自分にとって共感できる、聖書的な心の支えになるものには出会えませんでした。

私は摂食障害から始まり、うつ病〔者〕としてはもう三年以上ほとんど家から一歩も出られなくて閉じこもっています。今はあれほどいやだった過食だけが自分のできることで、毎日、「さあ、食べるか死ぬか」っていう戦いです。錯乱して〔した〕発狂状態と、うつによる身体のいろいろな痛み[2]を紛らわせるのが、〔食べ物の〕詰めすぎによる痛みです[3]。抗うつ剤も抗不安剤も睡眠薬もほとんど効きません。

私も最初は、東京中の有名な先生のいる精神科にかかりカウンセリングを受け、グループミーティングにも出て、最後はおかしな宗教にも首を突っ込み、ことごとく挫折感を味わい、今は島津心療クリニック(4)に落ち着いています。

〔私は〕障害者なので、薬とかの医療費こそかかりませんが(5)、玄関を越えて外に出ることがすでに恐怖なので病院に行くことすら大変です。でも時枝先生の本には、なぜだか分からないけど、私にとって気休めのお薬より何より大変癒されました。本当にありがとうございました。

もっと早くお礼の手紙を書きたい書きたいと頭では思いながら、身体がついてゆかなくて、とうとう先生のお誕生日のお祝いを言いたいというところでやっと行動に移せました。

先生の書かれたものをこれからも読みたいです。

突然、支離滅裂なお手紙を失礼しました。でも、またお便りします。

××あい子(6)

(1) あい子は雑誌を含めれば月に百冊ほど本を読む。
(2) 精神医学的な詳しい知見はわからないが、ともかく心因による痛みである。
(3) 過食することによってあい子は一時的にうつ状態から免れる。
(4) 以下、あい子に直接的に関わる人名・地名・団体名・店名などは全て改変して記す。
(5) 後に詳しく触れることにする。

（6）住所と電話番号が記されており、あい子の写真が同封されていた。

## 六月七日

さっそくお返事いただきまして本当にありがとうございました。

たまたまその日は歯医者さんに行くことにはなっているのに、またいつものように玄関まで行くとすごくお腹が痛くなり、部屋にもどり少し休んでまた玄関に行くとお腹が痛くなり――精神的な〔心因による〕ことなのですが――のくり返しで、それでもやっとの思いで外に出て、ポストも長い間見ていないのでチェックしたところ、あなたからのお手紙を見つけ、まさか本当にお返事をいただけるなんて思ってもみなかったので、嬉しくて何とか無事行って来れました。

ここ、二、三年、嬉しいとか楽しいとかの感情がまるでなかったので本当に感激しました。いつも頭の中は漠然と理由のない、嫌だ嫌だ嫌だ嫌だ……、苦しい苦しい苦しい……、悲しい悲しい悲しい……。

これはある本の一節ですが[1]、私の今の状況にぴったりなので書いてみます。

夕方、日が落ちはじめると不安が湧きあがり、それはやがて全身を巡りいてもたってもいられなくなる。激しい心臓の動悸とともに恐怖感、焦燥感などが体を震わせる。たった一人で宇宙に投げ出されたような孤独感のなかに墜ちる。自殺衝動が騒ぎ出しそれを恐れる恐怖もともに騒ぐ。死ななければいけない、さあ、死ぬんだ、という声が胸の奥から噴き出し、その衝動が怖くて体が震える。

そしてどんどん動悸がひどくなって、あーもう耐えられない。食べるか、それとも死ぬかの選択で、②長い長い過食に突入するといった具合です。

あなたの本の中で、「眠るために生きているようなものだ」と書いてありましたが、私は過食するために生きているようなものです。さんざん過食を避けたくて睡眠薬のガブ飲みをしたり、ずーっとガムやキャンディーでごまかしたり、あれやこれや試してみましたがまるっきり無駄でした。たまたま避けられたとしても次の日は反動が酷（ひど）くなり、③胃と腸が破裂するほど〔食べ物を〕詰め込み一日おきに救急車に乗っている時期もあったので、④今はもういくら止めてもただ時間をずらしているだけだし、何しろうつ状態に入って昏迷し体がぴくりとも動かないのに、頭の中はただ絶望感、悲哀感でいっぱいになり、死神との綱引きに負けて死ぬより、食べ物に負けても生きている方を選んでいます。⑤

あなたは摂食障害ではないので、私の過食の状態をいくら説明しても分からないと思います。そんな馬鹿な……って感じで信じられないと思います。私だってアルコールや薬物の中毒の人、花粉症やアトピーの方々の苦しみは分かりませんものネ。それにしても、味覚も嗅覚もなく空腹でもないのに胃と腸が破裂するぐらいまで食べ物を詰め込むこの慢性自殺のような行為はなんとも虚しいです。

私、あなたに書きたいことは本当に山ほどあって何から書けばいいのか。また、手紙を書くのは好きなのですが、どうにもこの完璧主義の性格から、漢字が分からなければ辞書を引いてってやってるとなかなか先に進めません。[6] でも、あなたには良いことも悪いこともすべて正直に伝えたい気持ちなので、少しくらい乱筆、乱文があってもどんどん〔手紙を〕出してゆくと思います。

あなたの言うように、非病者の人には分からないことでも、あなたに読んでもらえているということで私の自己治癒の方法にさせていただきたいと思います。

摂食障害というのは、早く言えば仕事依存症、アルコール依存症、薬物依存症、ギャンブル依存症、買い物依存症……、などの一種で食物依存症です。どうやっても自分でコントロールの効かない状態——食べ出したら止まらないという——で、普通は子どものころのダイエットの失敗、つまり拒食の反動から起こると言われていますが、私はダイエットをしたこともないし、拒食になったこともないし、三十歳を過ぎていきなり過食に入りました。

島津先生というのは、もともとアルコール依存症の治療の第一人者で、そのうち摂食障害という言葉がでてきたころ、摂食もアルコールも依存症にまでなると根っ子の部分は同じじゃないかってことで、摂食に関しての先生としては今、日本で一番だと思いますが、最近その依存症になる人たちはほとんどがアダルトチルドレンであるということで、最近の先生の本はアダルトチルドレン関係のものばかりです。

アダルトチルドレンであるから依存症になり、その依存物が食物だったり、アルコールであったり、薬物、ギャンブル、買い物、家庭内暴力など……。たまたま私の場合、今は過食で、これが消えても次は他のものに変わるだけといった感じで、結局すり変えられるだけになって、この依存体質は一生治らないと思います。実際、私のまわりでも、過食が消えたとたん拒食、アルコール……、男性依存とかに移っていく子がいっぱいいます。

自助グループにも以前は出ていましたが、今は外出もできなければ人と会うことですら腹痛に耐えながらになるので行ってませんが、私にとってはあまり役に立たなかったです。だいたい拒食の子は躁状態になって骨だけのガリガリの体で元気良く活動的になり(7)、過食の子はうつ状態で閉じこもっていくんですが……。

精神科の先生でも摂食障害を診れる先生は東京でも数少ないし、今は患者さんが多すぎてなかなかそこにたどり着くのは大変なことなのですが、私は東京中の有名な先生〔のところ〕に、それでも駄目なら地方の病院にまで通院していました。それで最後に、島津先生が専門の診療所を開いたと同時にそちらにたどり着いたのですが……。

私としては、「あー、やっと島津先生の患者になれたのだから何か少しでも今の状況が変わるだろう」と思っていたのですが、先生とのカウンセリングで、

「私は過食症なんですけど……」

と言った〔ところ〕先生の返答は、

「××さんぐらいの年でいきなり過食に入った人は一生治らないんだよネェ。十代の子がかかる病気だからネエー。結局、摂食障害は親子関係からきてるんだから、十代の子を持つ親はまだ協力的だから親が一生懸命になれば治る場合もあるけど、あなたの親じゃ年も年だし、お母さんの愛情不足だって言ったたって、いい年をして何甘えてるんだって言われるか、自分の病気を親のせいにするなって言われるのがおちでしょ」

――実際、その通りだったんですけど。

「今は過食のことしか頭にないから治したいんだろうけど、あなたのような衝動性人格〔障害の人〕はいろいろな自己破滅的な〔ことをして〕(8)アディクション・コントロールが効かなくなるんだから、食物とか仕事とかならまだ良いけど、盗癖、放火癖、薬物乱用、自傷癖、借金癖、乱買癖、パラフィリア、ギャンブル、間欠性暴力、それからうつにでもなったらそっちのほうが厄介なんだから、過食の部分は自覚を持って残しておいた方がいいですョ」って。

　せっかく会えた島津先生の言葉に、そのときはすごくショックで、「なんだ治らないのか！　一生こんな苦しい思いが続くのか！」って泣きながら病院を出ました。

　それからも摂食に関しての大量の本を読んで、なぜそうなったのかという原因やメカニズムはすべて分かっちゃって、それはまたいつかお話すると思いますが、「あー、なるべくしてなったんだな」って頭では納得しているつもりです。

その後は島津先生の顔を見るたびに動悸が酷くなったり過呼吸で倒れちゃうので、大庭先生という女の先生に診察してもらっていたのですが、大庭先生が〔に〕、

「あなたは結局アダルトチルドレンなのだからあなたの妹さんも何かしらの症状がでてるはずヨ」

って言われて、私の閉じこもりから――このころ、私のまわりの人たちは〔私が〕オウム〔真理教、当時〕に入ったと本気で思っていたらしい――ずっと会ってなかった妹に久しぶりに会ってみると、妹は異常に元気なんだけど拒食症になっていました。〔身長が〕一六〇cmで〔体重が〕三五kgしかないのに、食べたものはすべて吐いちゃって水さえも飲まないのに、拒食の子は躁状態になっちゃうもんだから病気の自覚もなく、「最近、ちょっと胃の調子がわるい」からとか何とか言ってとうとう入院したのですが、退院しても未だに何も食べなくてときどきの点滴で生きているようなものです。

そのうち私のうつもどんどんどんどん坂道を転がり落ちるように次から次へと症状が出て、とにかく詰め込むことと死ぬこと以外は何も考えられなくなり、今生きているのか死んでいるのか現実感も何もない、厭世感と悲哀感だけ。しゃべることもできない、目も見えなくなり、足が動かなくなったり……。

そのころ、先生が東京都に申請して、私は精神障害者になり医療費免除を受けられるようになりました。たぶん他の県にもそういう制度[9]があるところもあるんでしょうが、分裂病[10]〔統合失調症〕だけとか、うつ病でもOKとかどうかは分かりません。島津心療クリニックでは入院ではなくてフ

リーホームという寮のようなものがあって、地方の人はここに入って住民票を東京都に移せばその免除が受けられるみたいです。

あなたの本の中に出てくる薬を出してもらって飲んでいます。今は田崎先生という若い男の先生に診てもらっているのですが、この先生との初診のとき、

「そんな絶望感しかないあなたが、今生きて私の前に座っていることが信じられない。生きるためなら人殺し以外何でもやりなさい。過食であろうと薬であろうとアルコールであろうと何か依存できるものがないと今のあなたは生きていけないでしょう。私が出せるものであればなんだって出しますョ。覚醒剤でも打ってあげたいぐらいですョ」

とか言われて、うつの薬以外でも胃薬とか下剤とか山のようにもらってきています。でもほとんど効かないんですよネ。同じものが誰にでも効くわけじゃないんでしょうけど、何か良さそうなお薬がありましたら教えて下さい。結局、（田崎）先生だって非病者なんだから完全に分かるわけないですよネ。

まだまだ書きたいことは山ほどありますが、今日はもう私の中の本来のあい子（A子）が消えて、過食のB子とうつのC子に体を占領されてきたので、今日はこの辺でやめておきます。

一つだけ面白いことに、私には友人がいっぱいいるのですが、やはり非病者の友人はどうしても身体が受け付けなくてしゃべることも会うこともできないのですが、その中でもホモとかレズ、ニューハーフ、おなべの人たちとは短時間ですが普通に接することができるのです。彼、彼女た

ちはやはり性同一性障害という病気だからでしょうか？

また少しずつですが、人には信じられないような私のドラマチックなエピソードを書いていきますから、どうか目を通して下さいネ。乱筆、乱文でごめんなさい。

あなたの調子の良い時間が少しでも長く続けばいいのにと祈っています。

文中で、時枝先生のことを図々しくも「あなた」とか書いてしまってごめんなさい。先生は私より年下でもありますし、何だか病院の先生とごちゃごちゃになりそうなので……。大変失礼しました。許して下さいネ。

××あい子

PS

〔……〕[11]デイケアとかカウンセリングとか、私にとって期待できそうなものは何もないんですよネ。うつの方が酷すぎて考える元気もないみたいです。無料なんだから利用できればいいんですけど……。

気持ちだけですがバースデープレゼントを受け取って下さい。

(1) 出典不明。あい子からの手紙を忠実に転記した。
(2) 過食症にはうつ状態が伴う。
(3) あい子特有の漢字の用法で「ひどい」と読む。「むごい」とも読める。
(4) あい子は一人暮らしをしている。胃が破裂しそうな状態で、一人で一一九番通報し救急車に乗る。

（5）ぼくが『うつ病者の手記』の中で書いたような静かな自殺念慮ではなく、自殺衝動とでも言うべき激しい感情である。
（6）あい子は常用漢字以外の漢字を多用する。
（7）拒食症には躁状態が伴う。
（8）島津先生ご自身、非常に多忙な方である。あい子の話では、先生ご自身みずからワーカホリックを自覚しているらしい。――「グル〔島津先生〕は今、体調がすこぶる悪いらしくて、一日四十人診察していたのを十人に減らしているそうです。幸いか不幸か私はその十人に残っています。そしてグル自身が血圧の薬やら抗うつ剤を飲んでいるので、ヨーロレイホー状態。患者さんのことなんてどうでもよくなってるらしくて、顔を見て生きてればまッいっかーと思っているそうです。」〔二〇〇一年三月十五日付、あい子の手紙より抜粋〕
（9）通院医療費公費負担制度、通称三十二条というものがあり、この制度を再診で用いれば患者の医療費の自己負担は一律五％ですむ。自治体によっては無料になるところもある。『正しい精神科のかかり方』〔月崎時央、小学館、一九九八年、一二八頁〕参照。
（10）手紙の原文に即しているため、旧称が用いられている。
（11）守秘上の配慮から割愛する。

# 棚卸し

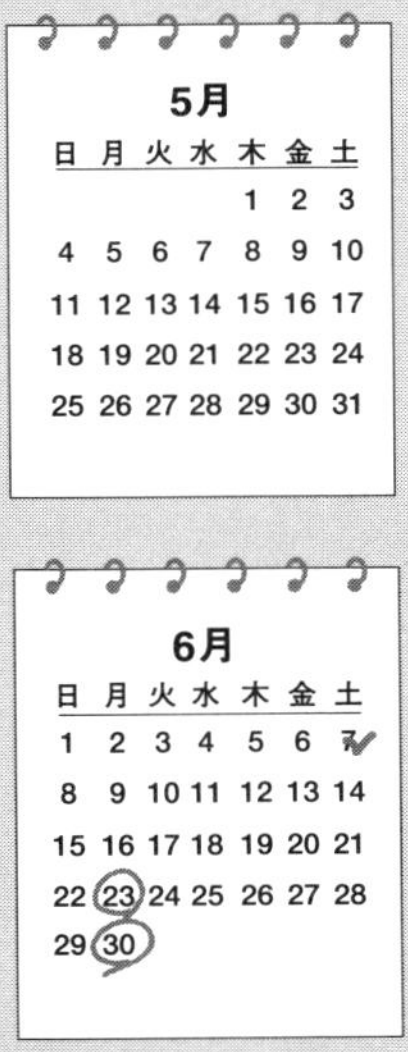
5月
日 月 火 水 木 金 土
1 2 3
4 5 6 7 8 9 10
11 12 13 14 15 16 17
18 19 20 21 22 23 24
25 26 27 28 29 30 31
6月
日 月 火 水 木 金 土
1 2 3 4 5 6 7
8 9 10 11 12 13 14
15 16 17 18 19 20 21
22 23 24 25 26 27 28
29 30

あい子さえ知らない十八年。
お祭り騒ぎの十五年。
あなたはもういない、そこにはなにもなく。

# 六月二十三日

武さん

こんにちは。ずいぶん暑くなりましたが、いかがお過ごしですか。

お手紙ありがとうございました。私もこれからは武さんと呼ばせていただきます。

武さんからのお手紙は、十一日水曜日に歯医者さんに行くときに下のポストで受け取りました。今は病院と歯医者と、月に一度の友人との外出以外まったく（外出の）ない状態ですし、そのときも外に出るのが嫌で嫌でしようがなかったんですが、手紙を見た途端、頑張って出かけることができました。

武さんの言う通り、自分の過去とか病状を掘り起こして書くという作業は、島津先生にも何度もやってみるように言われました。膨大な本とか資料とかで自分なりの分析をしてきて、まさに摂食障害に関してもうつ病に関してもなるべくしてなる環境（で育ち、）と性格（の持ち主）でもあるとも思っています。

でも、私の場合十八歳から現在三十七歳までの、十九年間の初めの十五年間があまりにも波瀾万丈の人生というか。まず普通の人じゃ考えられないような、毎日がお祭り騒ぎ状態で遊び惚けていたり、いきなり遊びをスッパリやめて、一人暮らしなのに「すてきな奥さん」状態の生活にはまったり。

また、十八歳までの自分というのはほとんど記憶がないのですが――学校、友人、家族とのエピソードもまるで思い出せません――摂食とうつのことを書いた本によって〔分かったのですが〕、私の家族とか環境というのは、外見と内側がまるで天国と地獄状態で、何もかも忘れてしまわなければ生きてゆけない状態。島津先生流に言うと、私の家族は機能不全家族。イコール、〔私は〕アダルトチルドレンです。

今の私があるのは、もちろん過去の私があってのことなのですが、正直言って今の私はいくら病人ではあるといってもあまりに恵まれ過ぎているので本当は人に言いたくないんです。何だか自慢しているようで……、贅沢病だとか言われちゃうし……。こんな東京のど真ん中に、何年も働きもしないで月々三〇万円以上もの家賃を払って住んでいられて、買い物に行けなくても週に三回くらいはいろいろな友人が入れかわり立ちかわり食品とか本とか、必要なものはすべて差し入れてくれて。でも今の私は誰とも会いたくないわけだから、〔それでも〕みな玄関に置いて行くだけでも、せっせと通ってくれています。知らない人には「あの人何やってんだろう、パトロンでもいるのかな」とか思われても仕方ないけど、その友人たちはみな私とは十年以上のつき合いなので、〔健康だった〕過去の私ももちろん過食しているもの凄い場面もうつで発狂している場面も〔彼らは〕すべて見てきています。今はA子〔本来の私〕の状態であれば少しなら会ったりおしゃべりすることはできても、もうB子〔過食の私〕とかC子〔うつの私〕の部分は見られたくないので、お願いだからこれ以上私にかまわないで欲しいと思ってしまいます。感謝しなければいけないのに、どうしてもこんなふうに考えてしまうので、また自己嫌悪に陥るのです。

とりあえず今まであったことを書き出して見ます。家族は、[1]

父……警察官、今は議員、六十一歳。

母……専業主婦、五十七歳、共依存。

妹……モデル、バツイチ、三十五歳。

私……愛媛県松山市で出生。十八歳までの記憶はほとんどない。十八歳のとき、大学を中退。家出をして上京。[2] イベントコンパニオン。交通事故で東京にいることがバレてしまう。漫画家で十七歳年上の敏君と偽装結婚。――共依存。水商売に入り、毎日の飲み歩き――ホストクラブ、ゲイバー、レズバー、ホモバー、おなべバー――と同時に毎日麻雀。敏君も飲む、打つ、買うの毎日。

私が二十歳のとき、妹も家出をして上京。[3] モデルにさせる。妹のことは、十年間面倒を見る。――共依存。

二十二歳で自分の店を出す。[4] 二十五歳までの生活は贅沢三昧。七五万〔円〕の家賃にお手伝いの女の子三人、妹、大型犬二匹、猫二五匹。敏君は仕事放棄していたので、私一人ですべて負担。二十五歳で好きな人ができたので――共依存――敏君とは明るい離婚。[5] 彼ができて、たまには自分でも家事とかやるけれど、あいかわらず、仕事、飲む、打つの毎日。彼とは一年くらいで別れたけど生活はあいかわらず。

二十八歳ころ、腎不全で入院したため店も閉める。妹も結婚し、スッパリ飲む打つを止めて今度は海外旅行三昧。一年のうち、三〇〇日くらいは海外にいた。

三十二歳、海外〔旅行〕にも飽きてしばらく日本にいたころ、四ヶ月間に三回泥棒に入られる。被害総額三〇〇〇万円。三回目に私の家でつかまった犯人は、私のお店によく来ていたお客さんであったためすごいショック。でも「厄年だから仕方ない」なんて結構開き直っていた。

このころから今までの自分を反省しいきなり「すてきな奥さん」生活に入る。家事をきちんとこなし、ボランティアで老人のお世話をしたり、友達のお店を手伝ったり。このころはときどき実家にも帰ったりしていたが、帰るたびに両親とトラブって絶望感に陥り、たまたま十年くらい前から知り合いだった七十歳のおじいさんと養子縁組をする。——共依存。楽しい親子ごっこをしようとした途端、いきなりこの「お父さん」が重症のアルツハイマー状態になり、毎日毎日「お父さん」の世話に明け暮れる。

そのうち私がダウンして入院。腎不全からくる内分泌電解質異常。早い話、腎臓と大腸、直腸、小腸が全く機能しなくなり、味覚、嗅覚、平行感覚、暑さ、寒さ、冷たさなどの身体の感覚が麻痺状態。

退院してから、まるで誰かに身体を乗っ取られているような過食と自殺願望が強くなったため、妹に××教とかいう変な宗教のところに連れて行かれる。朝から夕方までは教団でのお仕事の手伝い。夜は「お父さん」の世話。
とうとう「お父さん」の面倒も見きれなくなって養子縁組を解消。宗教にも絶望。ますます過食とうつが酷くなり病院めぐりのあげく、このころ自助グループにも繋がったがここ二年間は閉じこもり、といったところでしょうか!!!

私はほどほどという能力が身についてなく、何でもかんでもがむしゃらに頑張ってしまうのです。また、どんなに苦しいこと面倒臭いことも、「これは神様が私に試練の勉強をさせるために与えてくれたチャンスだからこれを乗り越えることによって、私は他の人より、よりいろいろな知識などが身につき優れていることになるんだ」とか思って何事にも前向きにぶつかっていました。まるで私自身がアルファ波の固まり。このころはいつ死んでも悔いはないと思えるぐらい充実した毎日で、自信に溢れた自分がとても好きでした。

今までとか現在の私自身のこと、友人のことを書いていくに当たって、なぜそんなに友人が多いのか？　その人たちはなぜ私のそばから離れないのか？　なぜ私の両親は私に対してそんなに冷たい対応しかしないのか？　本当に次から次へとなぜ、なぜ、なぜ……、って思うことでしょう。これはある程度、共依存とかアダルトチルドレンになりうる仕組みとかが分からなければ理解できないと思います。そこで押しつけがましく「あいこ書店」の中から分かりやすい本を送ります。興味があれば暇なときにでもぱらぱらっと目を通してみて下さい。

それから、手紙だけのときでも宅急便を使うと思いますが、これはポストまで行けないこと——宅急便なら取りに来てくれる——と、友人がそれだけ頻繁に出入りするのだから頼んで出してもらえばいいのですが、書いたらすぐ出したいのです。何もかも正直に書きたいので読み直していると「こんなこと書いても信じてもらえないかも……」とか、「武さんに嫌われてしまうかもしれない」とか考えて出せなくなってしまうと思うのです。

ただ、一日に書ける時間が本当に短いと思いますので何日かかけて少しずつ書いていきます。本来なら最初の私から書いて現在の私にたどり着きたいのですが、今回は最近の友人についてと現在の一日の過ごし方までを書けたところで出しますネ。


私の三十七年間生きてきた中での自分自身のポリシーは、みずからを犠牲にして相手を助けたり世話をしたり相手の喜ぶことを考えたりすることで——自己満足の世界なのですが——みずからの精神を安定させることができるという共依存の特徴でした。

あと、掃除強迫があって、今うつのないときはとにかく身体がくたくたであっても掃除したり洗濯したりしています。——それも夕方の動悸が始まるまでですけど。今日も起き上がったら身体中痛いけどうつはない。昨日までの雨とはうって変わって青空だったので、本当は手紙を書きたくて仕方ないのに、まずお掃除、お掃除、お掃除……、頭の中は掃除で一杯です。掃除していると夕方なんてあっという間に来てしまうから、手紙が書けなくなると思っても掃除をしなきゃ落ちつかないんですよネ。うつの日はカーテンすら開けることができないし、まるっきり身体が動かないわけだから、本当に今日のような日は貴重です。雨が降ったら掃除はできないがうつさえなければ手紙は書ける。一人暮らしでいつもきれいにしてるわけだし、誰が来るでもないのだから別にそんなに強迫的に掃除なんてしなくてもよさそうなものですが、やらなきゃ気がすまないのです。

さて、何から書こうかと考えたところ、自分の手記的に書きたいままにと言うと、毎日がお祭り騒ぎだった私にとっては余りにも――他の人から見たら――面白いエピソードが多すぎてどこから手をつけていいのかわかりません。最初のころのことばかり書いていると、「今までこんな馬鹿やったから、今こんな病気になってしまったんだ」とか「罰が当たってしまったんだ」とかやはり自分を責めて自己嫌悪に陥ってしまいそうなので、武さんの方でその都度質問して下さい。

書くという作業はもちろんA子のときでなければできませんから、C子の影は薄いです。――B子は夕方から必ず現れますが。私はもう随分、武さんに精神的に依存していると思いますから、今この状態の私を受け止めてくれる武さんにめぐり会えたことは、まだ神さまに見捨てられてはいないのカナとも思います。

ここ数日、随分調子が悪くて書きたい書きたいと思ってはいても身体が動きませんでした。普通の人なら金縛りとでも言うんでしょうけど、横になっても眠ることもできず本を読むこともできず、ただじっと死体のように固まってしまって、起き上がるのは〔食べ物を〕詰め込むときだけ。酷い動悸と胸部圧迫感で呼吸困難、一日中首を絞められているようです。とにかく何日かかるでしょうが少しずつ書いていきます。

①なぜ、私がアダルトチルドレンかというと、生まれてから十八年間の家庭環境とか家族の関係が機能不全家族だ〔った〕からですが、〔機能不全家族とは〕簡単に言うと、親たちからの精神的虐待、言葉での虐待があり、親の仲が悪くていつも喧嘩をしていて怒りが爆発しやすい家族、愛がなくて冷たかったり触れ合いのない憎しみに満ちている家族、他人や兄弟姉妹と比べられたり、えこひいきがあり親の期待が大きすぎる家族、あまりにも秘密がありすぎる家族、父親はアルコール依存症、その共依存の母親、それによって母親と自分の関係が逆になっている家族——私がママの母親役です——他人の目を気にする、表面的に見栄えのすることばかりを重視する家族、といったところでしょうか。子どものころ、親や家庭環境から負った心の傷、それを胸に抱えて生きる人々をアダルトチルドレンと呼ぶのです。

②書いている最中はうつを感じるか。あい子（A子）のときでなければ書くという行為はでき

ないので、書いているときはC子は現れないと思います。

ちなみにB子状態――考えることは食べ物のことだけなので、簡単な本とかは読めるけど、行動は〔食べ物を〕詰め込むことだけ。食べることに集中することでうつを飛ばしているところもあると思う。

C子状態――絶望感、悲哀感、嫌世感、思考力なし、混迷、動けない、しゃべれない、目が見えない……、溜め息だけ。

以前はもっと細かく自分を分けてA子、B子、C子の他に、
D子……動悸が酷い。

E子……身体中痛い、頭痛、腹痛、腰痛……、チック症状。

F子……ふらついて足が立たない。家の中をはっている状態。

もっとあったと思いますが忘れました。このころは友人との会話でもこれ〔らの言葉〕を使っていました。例えば頭はA子だけど、身体はD子とE子だとか……、昼間からB子が出てきて耐えられないとか……。


ここで少し横道に逸れますが、うつの症状というのは少しずつ変わるものですネ。武さんは手記〔『うつ病者の手記』〕で不安感を強く訴えていましたが最近はどうですか？ 私も「お父さん」の世話をしていたころ、酷い不安感が二ヶ月くらい続いたことがあります。今思うと不安神経症だったと

思うのですが、私自身は病気だという自覚がなかったのでどうしてこんなに毎日毎日朝から晩まで不安なのか不思議で仕方なかったのです。まるで戦争とか天災のあと家族も友人もみないなくなって、私一人がポツンと残されたような、大切な人がみな離れていくような不安です。もちろん無気力になるし眠れないし。そのとき、「お父さん」の分裂病〔統合失調症〕の薬をもらいに行っていたお医者さんにそのことを話したら薬を出してくれました。——抗不安剤だと思う。が、「私はこんな薬には頼らない。自分の力で治してみせる」とか思って、一、二回、飲んだだけでした。

たまたまその時期は四月から五月〔にかけての時期〕だったのですが、今でも忘れません、六月一日が快晴だったのです。突然、私の気分も爽快になって昨日までの自分が別人のような気がして、「なんだ、これが五月病だったんだな、もう六月だから大丈夫！　だいたい気が狂った『お父さん』とばかり接しているから自分もおかしくなってしまうんだ。気晴らしに働こう」とか思って、友人のやっているクラブでアルバイトを始めました。アルバイトなんだからほどほどにしておけばいいのに、以前の自分のお客さんをばんばん呼んで、まるで誰の店かわからないくらい頑張ってしまったのです。そのときは、昼間「お父さん」の世話をして夜はお店通い。

結局そのころから味覚とかなくなり、またダウンして入院となったのですが、退院後とにかく死ぬことばかり考えているわけだから、うつ病の自覚をしたのはこのころです。なぜ死にたいのか分からないけど、人に聞かれたら「ケーキが甘くないから死にたい」とか言っていたように思います。

その後は、まるっきり自分の食欲をコントロールできない過食によるうつ。毎日食べること以外何もできない動物みたいな自分は生きていても仕方がないという自殺願望。

その後、頭も身体もうつ病の症状のデパートのようになりました。最近は自殺願望こそ薄れてきたものの、日替わり定食のように毎日いろいろなC子が現れます。ときどき布団の中で大声でわめき散らしたり、身体中が血だらけになるほどかきむしったりということもあります。ローソクの火があと少しで燃え落ちようとしている状態で生きているのは本当に苦しいですネ。

島津先生のところにくる患者さんは、私から見ると島津教の信者のように思われます。一種の宗教団体のようです。私は島津先生の顔とか目つき、口調が生理的に嫌なので依存していませんが、まさに共依存の世界です。精神科医と患者さんはどうしてもその傾向になるとは思いますが、〔……〕[6]。

自助グループでのこと、島津心療クリニックの大庭先生とのことでは面白いエピソードがいっぱいありますから、またいつか書きますネ。
③やっと、書こうと思ってた日常生活と友人についての部分にたどり着きました。友人というと、今私は自分から接することはしないので一方的に相手からの電話とか訪問とか〔だけのつき合い〕になりますが、来てくれても会えないことが多いです。でも毎日のように電話での連絡をとっている人が二人だけいます。

一人はかおりちゃん。二十歳。タレント&モデル。同性愛者、レズ。今の相手は〔新宿〕二丁目のおなべのM君。拒食から過食、今は拒食にアルコール依存症、うつ病。アダルトチルドレン。自助グループで知り合う。かおりのママと私が同じ歳だからか、小さな子どもが母親にまとわりつくように、私の具合〔に〕はおかまいなしで朝から晩まで電話をかけまくってきます。[7]――共依存。

もう一人はナカちゃん。中川君、四十歳。同性愛者、ホモ&マザコン。自分で会社を経営しているが、戦争オタクなので毎日ドイツ軍の本物の軍服を着て銃を担いで仕事をしている。一度偽装結婚したが、今はバツイチ。[8]子どもは六歳の女の子が一人、試験管ベビー。

この二人とは月に一度、ベンツの戦車に乗って、軍服のナカちゃん、アムラーのかおりちゃん、シャネラーの私が二丁目に出撃するのです。

それ以外の友人はほとんどが男性で、みな十年以上の腐れ縁です。もちろん男女のつき合いは誰ともないのでただの友達なのですが、やはりみなどこかしら変わった人が多いです。まず、四十歳前後なのにみな独身。結婚願望ゼロ。私の入院中でも家でも、鉢合わせしても私がそれぞれの人たちを紹介するのでお互いがみな友達になってしまい、今では私への買い物が重ならないように相談してたり、「あい子を生き延ばせる会」とか言って私が面会謝絶にしていてもいつも玄関先に何かしら届いて〔けてくれて〕います。

先に書いたナカちゃんだけは家族にしがみついているところ――特に母親――もありますが、他の人たちは実家にはいても親とは口をきかないとか、父親を殺したいほど憎んでいるのに、他人を助けたり世話をすることで満足感を得られるのだから、やはりアダルトチルドレンだと思います。

さて私の一日ですが、夜中三時~四時ころにお布団に入ります。レンドルミンを二錠、抗うつ剤の何かしらを飲んで、このときは眠れるまで難しい本を読みます。眠れたとしても二時間、次の日にどうしても外出する予定があれば、また二錠飲みます。また眠れたとしても二時間くらい。眠れないときは何錠飲んでも眠れません。ただひたすら固まっています。起き上がるのは朝九時から十時ころですが、そのときもいろいろなパターンがあって、

・うつはないが動悸に耐えられなくて起きる。身体は何とか動かせる。
・うつはないが身体中怠くて痛くてなかなか起き上がれない。起き上がっても身体は動かない。
・固まっているときからすでにうつ状態で起き上がることすらできない。起き上がったとしても身体は動かない、思考力もない。

たとえ起き上がったとき、うつがなくて掃除とか洗濯、入浴ができたとしても、だから一日うつがないかというとそうは問屋が卸しません。何かに集中することでうつを飛ばしたとしても、二、三時間が限度です。ちょっとひと休みした途端、急に息苦しくなったり、一服しているうちに頭の中が悲哀感で溢れたりと、うつは突然襲ってきます。

こうして書いていることは決して苦痛ではないけれど、途中からぷっつりペンが持てなくなるときもあります。毎日、何時から何時まで書くとか決めているわけではなくて、書けそうなときに書きたいことを、前に書いていることなんて読まないで書いているわけですから、読んでくれている武さんもあまりに急に話が変わったりして疲れると思います。これではまるで、ビデオに撮った連続ドラマの順番を無視して見ているようなものでしょう。自分でも読みなおそうとも思いますけど、やはりそれはやめておきます。完璧じゃなくたっていいですよネ。「ワイルドピッチでもかまわない」と言って下さるあなたの言葉に甘えます。

うつの日はただひたすら溜め息をつきながらB子が現れるまで固まっていますが、うつのない日は強迫的に家事をして、あとは本を読んだり、テレビを見たり。また、この時間にはご機嫌伺いの電話があちらこちらからかかるので、いつの間にか夕方になってしまいます。

なぜだか、うつであってもなくても一年三六五日起きて必ず一番にやることは神棚に手を合わせることです。本当に強迫神経症そのもの。強迫的に——どうでもよさそうなことなのですが——このお祈りをしないことには次の行動に移れません。お祈りの後でなければ、鳴っている電話も取らない、お茶も飲まない、タバコも吸わない、テレビもつけない、トイレも行かないという調子で、お祈りも今は五分ほどですが、以前は一時間以上もやってたのです。どんなに具合が悪くてもとりあえずこれをやってから、また横になるのです。なぜか？　これにはまた信じ難いエピソードがありまして、その話はまたいつか書くと思いますけど……。

もともと料理は大好きなので、朝、昼はヘルシーなちゃんとした食事を作ります。B子じゃないときは過食モードの食べ方には絶対にならないし、やろうと思ってもできません。

ここでちょっと横に逸れますが、現在B子に占領される時間は一日約八時間です。お昼過ぎから衝動が始まることもありますが、だいたい午後三時過ぎ[9]から少しずつ始まり、「もう駄目だ！」が午後五時ころからで夜中過ぎまで続きます。こうして書いていて何となくその時間を避けられたとしても、ただ時間が少しずれるだけ。また、無理やり衝動を押さえつけてしまうと反動が酷くて必ず〔食べ物の〕詰め間違えで救急車騒ぎになるので大変です。

過食症者もいろいろなパターンがあって、朝から晩まで何度もくり返す人もいれば、夜だけとか、夜中から朝までとか、また毎日の人、一日おきの人、週末だけの人とか。それはたぶん学校とかお仕事とかの都合で人それぞれですが、いずれはみな過食以外何もできなくなって学校も仕事も辞めて閉じこもり生活になるみたいです。

私も以前は無理やり友達と約束して毎日外食したり、家に来てもらって見張ってもらったり、大量の睡眠薬で眠ろうとしたり、過食を避ける抵抗は随分しましたが、外食から帰ってからはまたやりなおしで詰め込み状態が始まるし、この衝動は何の薬をいくら飲んでも効きめはありませんからもう無駄な抵抗はあきらめました。

外食で過食モードに入ったりしたらもうたまりません。友人も他の人の目も何も気にしないで、大食い選手権状態のはしごです。そこから救急車を呼んで、病院で気がついたときには自己嫌悪の固まりとなります。

　普通の人はどうせ食べ続けてしまうのなら身体に良いもの、例えば野菜とか果物とかお豆腐とかを食べていればいいじゃないのと言いますが、食べたくて食べてるわけじゃなくて、口を動かす衝動で詰め込むときの食べ物とか食べ方は本当に酷いものです。まず、身体に良さそうなものには見向きもしません。すべてジャンクフードです。一日約一万～二万カロリー分は詰め込みます。――カツ丼なら二〇杯分ぐらい、ケーキなら七〇個分くらい。食パン一斤にはバター一箱とジャムを、菓子パンにもはちみつなどを塗りたくり、カップ麺は一度に五、六個まとめて作り、必ずごはんもの、パン、めん類、デザート、お菓子……、とやっつけていきます。食べ物との戦いです。

　私は吐けないので、消化剤をガブ飲みしながら、苦しくなったらスナック菓子などのかさばらないものでごまかして、もう駄目だと思ったらすぐ浣腸して嵐の過ぎ去るのを待ちます。

　今でこそ八時間くらいでおさまりますが、去年はもっと酷くて毎日十二時間くらい。二十時間以上続くこともあり、ほとんど眠れませんでした。四、五日に一度くらいは寝てたカナ。そのころは消化剤とか浣腸で少し楽になると、また詰め込む、苦しい、詰め込む、苦しい……、の繰り返しでした。摂食障害は食物依存症であり嗜癖と呼ぶのなら、その行為がある程度その人にとって楽しいこととか現実逃避できるものである場合が多いのに、私にとっての過食はただの苦痛です。以前自分が好きだったもの、誰もが美味しいという料理を食べて何も感じないということは本当に悲しくなってしまいます。味覚がないからあんなめちゃくちゃ気持ちの悪い食べ方になってしまうのカナとも思いますが、過食症者の食べ方は多少の違いはあっても酷いようです。

人それぞれに違いがあっても、〔過食に〕共通する食品は乳製品です。飲み物も食べ物もデザートもお菓子も全部ミルクの入ったもの〔で、そ〕の大量摂取です。ここから母親の愛情不足ということが言われるようです。今思うと、私も二年くらい前、ピークのときには牛乳ばかり飲んでいました。実際、私はママの若いときの子どもなので育児放棄されて、生まれてからすぐ五歳くらいまでおばさんに育てられていたらしいです。

今は過食についてはあきらめて受け入れているのだから、「B子ちゃん、あなたは夕方になればいつでも出て来れるのだから、そのときだけはC子ちゃんには勝っていてネ」という感じです。それで夜中まではB子の時間、そこでうつも消えていればナカちゃんと電話で話したり、本を読んで横になる、うつ状態であれば固まってしまうという毎日です。

通院とかでB子の時間がずれるとやはり危ないです。病院というと十日火曜日は島津心療クリニックに行きました。ここで少し病院のことを書きますネ。

まず病院に行く日というのは外へ出るまでが大変です。薬を飲んでもうつは取れない、お腹は痛くなる、足は動かない、目は見えない、しゃべれない……。毎回、決まった女の運転手さんのタクシーを呼ぶのですが、いつまでたっても出て行けないときは部屋まで迎えに来てくれます。車の中でもじっと固まっていて、受付まではその女性が連れて行ってくれます。

いくら予約をしていても一、二時間は待たされます。待ち合い室とかティールームでお茶を飲んだり本を読んだりできればよいのですが、人がいるところは嫌なので診察室の外の廊下で壁に向かってひざを抱えてただひたすら固まっています。

先生とも最初の三十分くらいはしゃべれないので、薬の効きめとか変更してもらいたいことと か重要なことを書いた手紙をまず見せておきます。そのうち、しゃべれる日はポツリ、ポツリ、と話し出します。

先日は、武さんからの手紙に入っていた本の紹介をしてあるコピーを見せて、「この本は私にとってとても心癒される本だったので手紙を出したところ返事をいただけた」ということを伝えました。先生もぜひ読んでみたいからってメモしてました。

毎回言われることですが、

「あなたはこんなに大変なうつ状態の症状なのにいつも新しい本を大量に読んでいるし、だいたい患者さんが医者にもらった薬を帰ってから本などで調べなおす人はいても、自分から、『この薬はどうのこうのだからこうして欲しい』とかをレポート用紙にびっしり書いて持ってくる人はいない」

って言われます。

「まるで学生が学校に行く前の予習をしているようなものですネ」

って。

武さんの本を参考にして前回はデジレル、今回はコンスタンを新しく出してもらいました。私も処方箋通りに毎日きちんと飲めればよいのですが、副作用で他の病気に関して――腎不全とか腸の病気――の薬が全く効かなくなるので、うつも酷いときとか外出するときは大量に飲みますが普段は控え目にしています。

何しろ腎臓で入院するときなんて、酷い浮腫から、目は開けられない、手はグローブみたいになって指も動かせない、足のサイズは二三・五cmなのにはける靴は二六・五cmサイズ、本当に笑っちゃいますよネ。

私が今服用している薬は――うつに関してのもの――アナフラニール、トフラニール、デジレル、ルジオミール、ピレチア、セパゾン、ソラナックス、デパス、コンスタン、ヒルナミン、インデラルです。いつも飲むのはアナフラニールと眠剤のレンドルミン、ハルシオンです。あとは症状によって種類も量も変えていきます。はっきり言って、飲むときはいろいろな薬を飲むのでどれがどう効いているのかよく分かりません。

この他に、内分泌内科の薬が大量にあり、これらはなるべく漢方薬に変えてもらっていますが、本当に薬で身体を動かしているようなものですネ。

診察も最後の方では、私も完璧にA子状態ですから、頭はしっかりしていますが、帰りの車の中では疲れからかぐったりです。診察が終わるまで、このタクシーは待っていてくれるので助かります。

この疲れの中でもちゃんとB子は現れます。そして外出した日は必ず一睡もできませんから、その後の二、三日はかなり大変な思いをします。

ここでまた、話は急に変わりますが、もう少し友人について書いてから手紙を出しますネ。前にナカちゃんとかおりちゃんのことは書きましたが、他に必ず週に一度は食料品他の調達をしてくれて毎日電話をかけてくる友人が二人います。二人ともナカちゃんとかかおりちゃんとかよりもずっと長いつき合いで、〔つき合って〕かれこれ十五、六年にはなるでしょうか。女友達はみな結婚して育児とかで多忙な人がほとんどですから、ときどき電話で話すぐらいのつき合いにしかならないですネ。

この二人の友人というのも男性で、双葉さん、四十歳。ナカちゃんと〔は〕高校の同級生。代々下町で二軒の店を持つ若旦那さん。この人は、うつ病の私でさえ理解に苦しむぐらい変わっています。――分裂気味というのか……、自覚のない躁病というのか、一つ一つ説明すると長くなるので書きませんが、私とは、思考、価値観、趣味とかいろいろな面で全く水と油のように共通点がありません――一つだけ挙げると、私が毎日毎日「死にたい、死にたい」と言っていたころ、『完全自殺マニュアル』という本を持ってきて、「これを読んで完璧に死ねるように勉強しなさい。それでも駄目そうならトカレフを買ってあげるから」と真顔で言うのです。現にバースデーやクリスマスのプレゼントはいつもスタンガンとか催涙スプレーなので欲しいと言えばピストルでも持って来るでしょう。また、オウムとか殺人犯に凄く憧れていて自分の父親を殺すことばかり考えています。一見、とても人の良いおじさんに見えるのですがやはりちょっと危ないですよネ。

もう一人は塚本君、三十五歳。音楽出版プロダクション経営。双葉さんほど変わっていませんが、やはり父親とは同じ家に住んでいてもここ何年間口もきかない関係らしくて、もちろん女友達はいっぱいいるのに結婚願望ゼロ。

この人たちには、私の一番酷いとき、大食のあげく白目をむいて泡をふいている状態とか、うつでの発狂状態を何度も見られています。また、二人とも口を揃えて、「たまたま拾った(知り合った)犬(私)を飼ってみたら、大変な病気持ちで大食いだったけど、一度関わった以上捨てるに捨てられなくて、ただ餌を与えておけばおとなしくしているからきっと死ぬまでは面倒を見るだろう」と言うのです。B子とC子の部分は見ても見ないふりをしながら、腐れ縁のようにつき合いが続いています。〔……〕[11]。

他に近所の友人では目の前のマンションに住んでいるニューハーフの真由ちゃん。斜め前のマンションに住んでいるニューハーフクラブを経営しているホモのたかし君。あと、歩いて二、三分以内のところに、二丁目でお店をやっている同性愛者のママたち、働いている彼(彼女)らが何人かいます。この××町というのは水商売の人が多く住んでいる場所なので、近所に知り合いはいっぱいいます。この人たちは食事をつくって持ってきてくれたり何かと気にはかけて立ち寄ってくれています。真由ちゃんにしてもマリママ（マリー＆ローズというホモバーのママ）にしても日常生活は全く女性です。お料理したり、お裁縫したり、日本舞踊とか三味線を習ってたりと。反対におなべの人はもうみな、何年も男性ホルモンを打って胸は切り取っているので全く男性です。この秋には何人かが性転換手術をするでしょう。と、まあこの人たちが今の私の周囲にいる人たちです。

　もうすぐ私にとっての唯一の一年に一度、どんなに調子が悪くても、車椅子に乗ってでもはってでも行く松田聖子のコンサートがあります。このチケットも、（コンサートが）四日間あれば、体調によっていつ行けるのかわからないので、四日間すべての日を四、五枚ずつ手に入れて、ニューハーフグループ、ホモグループ、レズグループ、妹グループとかのどこかに入り込んで行きます。

　聖子のチケットが欲しければ何枚でも手に入り、たまごっちが欲しいと言えばすぐに一〇ヶは手に入り[12]、本当に私って恵まれているのだと思いますが、そんなことじゃとてもうつには勝てません。感情が欠落してるですものネ。たまごっちはいろいろな人にばらまきましたが、まだ二、三個放りなげています。もし武さんのまわりで欲しい人がいれば送りますから遠慮なく言って下さい。私は機械オンチなのでこういうものは全く駄目です。いまだに自分でビデオも撮れなきゃ、パソコン、ファックス、ワープロ、留守電、テレビゲームもゲームボーイも使えません。

たったこれだけの手紙を書くのに随分時間がかかりました。でも調子のいいときに「書く」という作業を与えてくれて、そういう気持ちにさせてくれた武さんには本当に感謝しています。

ここ二、三日、また少し症状が変わってきて、B子の占める時間が長くなりました。それも決まった時刻から衝動とか動悸が強くなるのではなくて、起き上がる前から軽い衝動が始まり、何かを口に入れたら最後、もう止まらなくなるという過食症初期の症状に似ています。時間が長くなればなるほど、疲れてバタンと即死状態になり薬を飲まなくても眠りに入るのですが、この場合数時間眠れたとしても全然眠ったような気がしなくて、今起きているのか夢の中なのか生きているのか死んでいるのか現実感が全くありません。そして何もできなくなります。

また、テレビで誰かが亡くなったニュースとかを見ると強迫的に死にたくなります。

以前、「お父さん」が〔の〕アルツハイマーの症状が酷くなる前、毎日朝九時に起きて十時にマクドナルドのハンバーガーを一個だけ食べ、その後十二時間テレビも何もつけないで布団の中でじっと固まって――寝てるわけじゃなく――夜十時からはちゃんと眠るという生活が半年くらい続いたのですが、そのとき拒食のため痩せこけちゃって薄い髪の毛は総立ちして、まるでムンクの「叫び」そっくりの容姿になったことがありました。その後、〔「お父さん」の〕徘徊とか始まったんですけど、私もあんなふうになるんじゃないかという恐怖感がこびりついています。たとえこの先、アダルトチルドレンの生き方であろうと何であろうとかまわないから元気に動きまわってた私にもどりたいです。

最近読んだ本の中で、加賀乙彦という精神科医でもあり小説家でもある先生がおっしゃってます。武さんもご存じだと思いますが、日本でも外国でも過去の文学者には分裂病〔同〕圏とか、躁うつ病圏の人が多いですよネ。この先生もうつ病であったらしく、先生曰く「うつ病の小説家は治しちゃいけないのじゃないか、治すのだったら小説を書かせて治す。いきなり治さないで少し作業療法として小説を書かせてあげた方が世の中のためになると思う」ということを書いてました。[13]だったら武さんのうつ病も少しはとっておいた方がいいのかもしれない、なんて自分のことは棚に上げてふらちなことを考えてしまいました。ごめんなさい。

とりあえずだらだら書きましたが、最初に書こうと思っていたテーマも忘れてただの世間話になりましたがここで一度送ります。

武さんの日常は手記〔同〕に書いてあったころと比べて変わりましたか？　よかったらあなたのことも教えて下さい。今回出てきた友人の写真を同封します。武さんからの質問楽しみに待ってます。まだまだ梅雨も続き鬱陶しい毎日でしょうがご自愛下さい。読んでくれてありがとうございました。

あい子

（1）プライバシー保護のため父親の職業などに加工を施してある。
（2）あい子が家出をしても捜索願が警察に提出されることはなかった。交通事故に遭っても、実家に戻るようにと両親から言われることはなかった。
（3）妹は、少女時代から二度目の結婚をした最近まで実父より性虐待を受けていた。
（4）クラブのホステスにしつこくつきまとう右翼団体の会長の頭をビール瓶で殴ったことがある。それを見ていた暴力団の組長があい子にプロポーズしたとのこと。
（5）ホストをしていた男性との生活。あい子はその男性をきわめて強引に支配《コントロール》したがり、たとえば帰宅が五分遅れても彼を殴ったとのことである。あい子が彼のペニスを切ろうとしたこともあるらしい。しかし、もともとは性的嫌悪があったので、男女関係をめぐるいざこざはなかったし、性的なことは外で済ませてほしいと言っていたとのこと。結婚して一年ほどで、相手の男性は夜逃げをするようにしてあい子の家から消えた。
（6）諸事情から割愛する。
（7）かおりはヌードモデル、キャバクラ嬢、ソープランド嬢、ストリップ嬢、AV女優……、など性風俗関係の仕事をしていた。レズビアンのかおりは、一時あい子の養女になりたいと申し出たことすらある。その後、あい子と音信不通になる。
「先日、かおりちゃんから久しぶりにTELがありました。今、名古屋に住んでいて占い師のようなことをやっているとか……。――正直言って分裂病〔統合失調症〕の電波系の人と話してるみたいでした。」〔二〇〇〇年一月十五日付、あい子の手紙から抜粋〕
二〇〇二年四月、再びあい子のところへかおりから連絡が入る。実家の近くに住みスナックに勤めているとのこと。この電話の数ヵ月前、店に来た男性客と関係を持ち妊娠、中絶。この電話のころは薬物依存であったし、解離性障害を起こしていたので、以前に性風俗の仕事に就いていた記憶がなく、また、スナックでは関西弁で話していたとのこと。その後、生活保護を受けながら、覚醒剤を含めた薬物の依存からの回復を見ないまま、二〇〇二年十一月二十二日、自殺。享年二十五歳。
（8）ナカちゃんは美少年とデートはするが、その相手とは性関係を持つことができない。ウリ専〔ホスト業はしておらず売春のみを行う男性〕の美少年を買う。あい子に頼んでバイアグラを入手するが、実際の性関係ははかばかしくないとのこと。あい子が身心共に弱った時期、いわば形見分けとして、ナカちゃんにウリ専の男の子を買ってやったらしい。その男の子と一緒にいるときに、ホテルからあい子のところに電話がかかることもしばしば。嬉しそうな声で「すごくかわいい」とうそぶくそうだ。

(9) あい子の推測では、学校を終え、つらいことの待っている家庭に戻らなくてはならない時間であるから過食衝動が起こるのだということ。発病する前はこの時間帯に、クラブのママとして、共依存的な性格を最大限に生かした仕事をしていた。

(10) 鶴見済、太田出版、一九九三年。

(11) 諸事情から割愛する。

(12) 当時、たまごっちは大流行していて品薄のためなかなか入手できなかった。

(13)『こころの病い』〔笠原嘉・河合隼雄ほか著、岩波書店、一九九七年〕。ただしここでは、手紙に書かれた引用をそのまま記した。

## 六月三十日

武さん

空梅雨のむし暑さに閉口する毎日ですがお加減いかがですか。

お手紙ありがとうございました。今回の手紙は、二十八日土曜日。塚本君が恒例の買い物をしてきてくれまして、私も少し調子が良かったので——台風のため、暴風雨だったからかもしれません――外に出てみようかと思い、見つけました。

二十五日水曜日に松田聖子のコンサートに行って天国を味わった後の、二十六日木曜日、二十七日金曜日は、うって変わって心身ともに地獄でしたが、今回の立ち直りは早かったです。武さんからの手紙も、私にとってこちらの世界に戻れる要素となっているでしょう。

十日ほど前、勝新太郎さんが亡くなりましたよネ。毎日、朝から晩までテレビでその様子が流れていたため、私はその間テレビを見ることができませんでした。見ていると自分も引っ張られてしまって「私も死ななきゃ、私も死ななきゃ」とC子が大暴れするのです。

コンサート当日の夕方まで、聖子なんてどうでもよくなっていたのですが、今回はナカちゃん、妹、妹の彼氏と私というメンバーだったので、薬をガブ飲みしながら頑張って出かけました。初日だったので、途中四十分間スクリーン故障で中断するというハプニングもありました。――去年行ったときよりは随分調子は良かったです。

その後、四人で二丁目に繰り出し、食事をして飲みに行ってというコースだったのですが、やはり拒食症の妹にとって食事というのが苦痛だったらしく、少しは食べましたが次のシシリーという店で全部吐いてしまってダウン。ふらふらしながら彼氏と帰ってしまいました。ナカちゃんはその日の昼間、お母さんと歌舞伎を見に行った後の聖子コンサートというハードスケジュールだったためか、シシリーに着くなり熟睡してしまうし、一番病気持ちの私が一番元気になってみんなの心配をしてしまう始末です。まさに躁状態でA子がバリバリ出現です。日頃、絶対カラオケとかしない私が歌は唄うし、ベラベラしゃべっているし、その後のマリー&ローズではお店の人もお客さんもびっくり仰天。いつもマリー&ローズでは死体のように固まっていますからネ。

武さんの手紙（三ページ目）に書いてあった通り、共依存だって嗜癖だって私も正にその通りだと思います。アル中にしてもお酒を飲んで暴れるから悪い。静かに飲んでいればただのお酒に強い人、それで死んだら飲み過ぎだった、ってことで終わり。他の共依存だって周囲に迷惑をかけるほどでなければ他人はたいした問題とはとらえませんものネ。

それに人間って、依存する物、人……、＝生き甲斐とか目標がなくては生きていけないと思います。私には、あれだけ嫌な過食が、今のところ唯一の時間の過ごし方になっているわけですから、他に代えられるものがないまま過食の症状もなくなったらそのときはきっと死んでしまうと思います。

コンサートの後の二日間はやはりA子は一度も出てこなかったです。あまりのうつの酷さに耐えきれなくて無理やりB子に向かおうとするのですが、それすらも途中で疲れて、残るのは身体の痛みと死ぬことだけだったのです。

「もう聖子も見たんだから何も思い残すことはない。人間なんていつかは必ず死ぬのだから、いつ死のうがそんなの私の勝手でしょ！」

とC子がささやき続けました。でもB子も何とか頑張ってくれて抜け出すことができたのです。

ただ、私も以前のように他人のことばかり考えるということはなくなりました。身体が動かない状態、考えられない状態であるからかもしれませんが……、他人をコントロールする興味はまったく失いました。

だいたい今の世の中、みんな何かしらの病気を持っていると思います。食が細い、好き嫌いが多い、胃腸が弱いから食べられない、どこからが拒食症か？　胃下垂気味だから大食い、ストレスからやけ食い、どこからが過食症か？　お酒に強い、お酒が好き、やけ飲みとアル中。きれい好き、神経質気味と潔癖症、心身症と心気症……、この他いろいろありますが、どこから依存症に入るのかの境界線〔を引くこと〕はやはり難しいと思いますし、その本人が、いかにその依存物に苦しめられているという自覚があるかないかによっても〔あってもなくても〕、これらの依存症は多かれ少なかれ誰しも持っているわけでしょう。

アダルトチルドレンとか共依存の性格といっても、そのことで、〔その共依存的な振舞いで〕自分のやりたいことも何もかも犠牲にして、「この人さえいなければ、この問題さえ起こらなければ、きっと私は幸せになれるのに」と思っている人にとっては改善すればいいのであって、人の世話もするけどそれ以上に自分も好き放題やってきた私なんてこの共依存的な性格を誇りに思っていたわけですから――めちゃくちゃなあい子と正義の見方のあい子はどちらもとってもお気に入り――なぜこの私がうつ病になったのかを考えたところ、世話を焼く対象がなくなったからのような気さえします[1]。

こうして見ると、人間生まれつきたとえどんな状況であれ、人に頼って甘える傾向の人間は甘えさせてくれる人に自然に引き寄せられるように近づくものかもしれませんネ。ここで世話焼き同士が友達になってもあの人とは気が合わないとかで上手くいかないのでしょう。今こうしているいろな人の助けを借りて生きている私も何だか居心地は良くないですもの。今までの私にとっての苦痛や悲しみは、次〔のステップ〕へのエネルギー〔を貯めること〕だったのでしょうネ。

武さんからの質問について。「B子のときとC子のときはどちらが楽か?」。もちろんどちらも楽じゃないけどやはりB子のときでしょう。〔食べ物を〕詰め込むことによって身体は苦しいけど、これは原因があっての結果ですから。たとえ歯が折れたり骨が折れるほど詰め込んでも、テレビをつけたり本を読んだり、少しくらい電話でおしゃべりはできますから。でもこれは、B子を夕方まで押さえ込んでおいて、夕方からは誰も寄せつけないで家で一人でいるから楽と言えるのであって、人目のある外でだったら過食によるC子も出てきますからかなりつらいです。

一日に占めるA子の時間は長いときで五、六時間、短くて二、三時間。――これは外出のないときのみ。外出した次の日はA子は全く現れません。B子は起きてすぐ現れるときもありますが、無理やり押さえ込むと反動が酷いので、何とかごまかすというコントロール〔をするの〕が大変です。

最近のうつは心身ともに強烈な痛みが伴いますから、私のうつは今がピークかもしれません。明日は島津心療クリニックに行くので、この酷い悲哀感（絶望感）、恐怖感は「不安」〔の症状〕に入るのか、「抑うつ」[2]〔の症状〕に入るのか質問するつもりです。武さんにとっての「不安」と「抑うつ」の区別はどこでどう違うのでしょうか？　よかったら教えて下さい。

「自助グループに係わらなくなったのはなぜか？」について。私もさんざんドクターショッピングをしたあげく行きついたわけですからかなり希望を持って何度かミーティングに出たりしたのですが、まず年齢層がかなり違うということ。過食の子は引きこもるので出ない。参加するのがほとんど拒食の子で、拒食期はだいたい十代なのでいくら私が若く見えるといってもそのギャップは大きいです。拒食の子を見ると、あまりの細さに痛々しそうで、また不気味でもあるのです。もちろん、みな依存症であるから私のことをお母さん代わりに〔見なして〕依存して……、「あい子さん」、「あい子さん」と小犬のようにまとわりつかれること――本来のA子なら大喜びでしょうが――〔それに〕疲れてしまったのです。

それでもしつこく残ったのがかおりちゃんです。かおりちゃんも自助グループではちょっと浮いていてかなり違和感を感じたらしく、私が行かなくなってからは一度も行っていないみたいです。ミーティングの内容にしても、中高生は家族と同居しているので、家での過食のつらさ、食費についてのもめごと、家族の悪口など……。何日食べないでいたかとか、どれだけ詰め込めるかの自慢大会に思えたし、見つからない万引きの方法[3]、吐く方法を教え合ったり……。金銭的なこと〔私やかおりちゃんが金銭的に恵まれていること〕とか〔について〕、一人暮らしの私やかおりちゃんはかなり羨ましがられたし、摂食障害になるメカニズムを勉強しつくしていた私たちにとってもやはり居心地のよい場所ではなかったのです。

最もショックだったのが、こうしてバラしちゃいけないのですがとてもきれいな十五歳くらいの女の子が、〔……〕[4]。

今回の手紙は武さんからの手紙の返事だけにして、明日病院に行くときに出します。まただらだらと書いていると長くなるし、今日（三十日）からテレビでは、神戸の事件の犯人の男の子[5]のニュースだらけなので何となく私の気分も悪いのです。しばらくワイドショーとかニュースを見ることができません。

それから、武さんに送っている本とか写真は武さんが処分して下さい。私にとって大切なものはちゃんと手もとに残していますから……。今回送る『こころの病い』[6]では、私はどちらかというと加賀〔乙彦〕先生の文章より河合〔隼雄〕先生の文章の方が――クリップを付けている部分――感銘を受けました。

小説を書くというライフワークを持っている武さんを羨ましく思い、武さんのデビューは今の私の楽しみでもあります。今日も暑くて、今年の夏は無事生き延びられるかどうか[7]？　ですが、私は「武さんのデビューまでは、自分からは死なないぞ！」と心に言い聞かせています。

とりあえず、明日の病院に行けるかどうかで頭が一杯になってきたのでここでペンを置きます。乱筆でごめんなさい。また書きます。

あい子

おまけ。

これは今朝から少しずつあった衝動なのですが、今手紙を書き終えて急に強くなってきました。

——すっ裸でギャーギャー大声でわめき散らしながら外を走りまわりたい。もしくは、自分の身体を包丁で切り刻みたい——これは一体何なのでしょうか？　暑さによる脳味噌の破壊なのでしょうか？　B子にぶつけるしかないのでしょうか？　危ないです。

（1）後日ぼくがあい子の家を訪れたときの、あい子とナカちゃんの遣り取り。
A「ナカちゃん、お風呂にしっかり肩までつかるのよ」
N「うん！」
（2）精神的不調のさなかにあるとき、それが抑うつ状態なのか不安なのか、あるいは安定剤や眠剤の効き過ぎなのか自分では分かりづらい。しかし、その判別が飲む薬の種類や生活習慣——睡眠の量、身体を動かすべきか安静にしているべきかなどを大きく左右する。これは拙著『うつ病者の手記』で少し触れた。
（3）過食症者は食費が足らなくなるためコンビニなどで食べ物を万引きするケースが少なくない。
（4）守秘上の配慮から割愛。
（5）神戸の連続児童殺傷事件の少年A・酒鬼薔薇聖斗のこと。
（6）笠原嘉・河合隼雄ほか著、岩波書店、一九九七年。
（7）夏はあい子の持病である腎不全、慢性腎炎に障る季節である。

# 生真面目な女学生のように

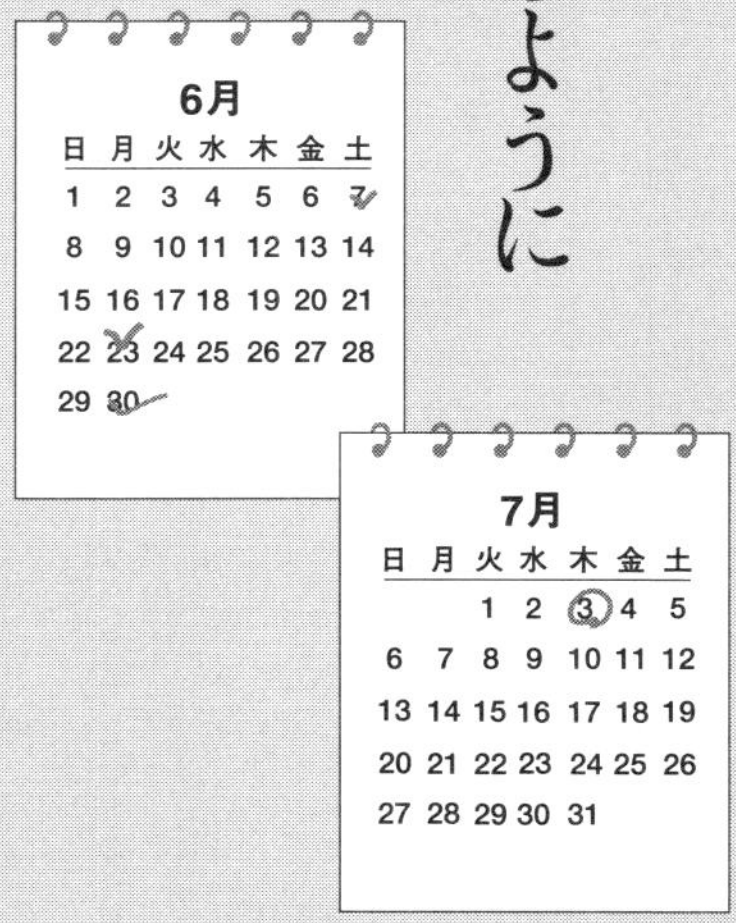

あい子の棚卸しも一休止。
だから少しリラックスして。

# 七月三日

武さん

暑中お見舞い申し上げます。

一日火曜日は島津心療クリニックに行って来ました。主治医の田崎先生も武さんの本を読んでいるようです。チラッと武さんの手紙を見せたら、

「この人は本当にうつ病だなあ。うつ病の人しかこういう文章は書けないんだョ。でも時枝さんとあなたの徹底的な違いは、時枝さんは薬が良く効くタイプのうつ病で、あなたはきっと何を飲んでも効かないタイプだろう」

と言っていました。

今回、先生には、

「あなたのうつはこれからますます酷くなりますョ。あなたはうつ病のワーカホリックだから。完璧主義のあなたのうつの絶望感は底つきるまで続くでしょう。絶望感の底つきというのは本当に生半可なものじゃないし、誰でもが味わおうにも味わえないと思うけど、あなたはそれを自分で納得できるまで手離さないだろうから、覚悟しておいた方がいいですョ。ここまで何事においても極める性格の根っ子の部分はアダルトチルドレン〔としての性格〕とかによるものだろうけど、とに

かくあなたは忍耐の部分が強すぎるしIQが高すぎるから、自分の身体を使ってのうつの強迫をやめろと言ってもやめれるわけないのだから、あなたの今の仕事はうつ病をやるということです。B子とC子のバトルゲームがあなたを生かしているんですョ。でも、ここまで患者さんが完璧な分析と勉強をしてきてくれると医者の私はとても助かります。辞書を引くよりあなたに聞いた方が早いですからネェ。ただ、この長い長いトンネルは必ず抜け出せます。普通の人は途中でダウンするだろうけど、抜け出すまであなたは生きていますョ」

と言われました。ここで私は、

「以前断られたけど、森田療法の絶対臥褥《がじょく》は駄目でしょうか?」

と聞きました。二年ほど前、静岡県の森田療法専門の病院に予約を入れてみたのですが、そこでは強迫神経症とかの神経症の人には効果が出るけど、私のようなうつ病ではまず無理だということでした。私もそのときは何となく宗教的に感じられ、何かピンとこなくてあきらめたのですが……。最近、森田先生の書いた本ではないのですが、森田療法の本を読みまして……。『神経症の時代』(1)。

不安や恐怖は人間がより良く生きていくのに欠かすことのできない心理であるが、それが不快であるゆえに「あるべきではない」として遠ざけようとあがきはからうのは人情である。しかし、はからえばはからうほど、不安、恐怖はますます強い反発力をもって人の心を葛藤の泥沼に引きずり込んでいくのであるが、その状態にはまってしまった人々が世に少なくない神経症だという。

不安、恐怖が強いということは、その分だけ人間が生の欲望において強いことの投影である。とすれば、不安、恐怖を「あるがまま」に受け取り、生の欲望にしたがって向上発展するために努力を重ねていくならば、不安、恐怖はおのずと人間に刃向かう力を失っていく。

強迫観念が、自分の欲望を徹底的に満足させねばやまない強い完全欲から生じたものである。

神経症とは、不快、不安、恐怖を誰にもありうる当然の心理とはみなさず、これを異物視し、排除しようとはからい、そのためにますます強く不快、不安、恐怖にとらわれていった人々である。神経症は異常ではなく、生の欲望において強い人間がある機制よって陥った一つの心理状態なのである。

人が苦痛を振り払わんとするのは、今の自分の苦しみをかつての自分の快楽の状態と比較して、後者を手にしたいという心のおきどころである。苦痛を快楽という鏡に投影することさえしなければ、苦痛に対する自己観察と自己批判はなくなり、ついには苦痛という観念それ自体が消滅していく。

ということは、私もうつに執着しすぎていて、これを感じないよう、考えないようとすればするほどはらいのけることができなくて、遠ざけたいと思う想念がいよいよ強迫的に自分を苦しめているのかもしれないと思って、ふと森田療法に目が向いてしまったのです。

でも田崎先生は「無駄なあがきはしないでうつをきわめろ」と言う。何が何だかわけが分からなくなってしまいます。思考力もないのに何でうつ病のワーカホリックをやってしまうのでしょうネ。

この本は、倉田百三という作家の、神経症によるさまざまな地獄遍歴〔の話〕から始まり、絶対臥褥によって〔作家がそれを〕一つ一つを克服してゆくという〔内容の〕ものです。私はこの人ほど酷い強迫観念はないですけど結構面白かったです。私はもう二度と読まないだろうから、武さんが興味があれば送ります。

話は変わりますが、最近二人の男性からプロポーズされました。「うつも摂食障害も男性恐怖[2]も、病気を抱えたままでいいから、今の生活を何も変えないでお互いが単身赴任している状態だとして紙切れだけの関係でいいから結婚したい」と言うのです。でも、それでは結婚する必要もないわけですよネ。私は絶対に結婚したくないためにこの病気を手離したくても手離さないようにしているのかもしれないとか考えました。それにしてはリスクが大き過ぎますネ。

それから昨日とても酷い事件が起こりました。普通の人は、こういう事件を切っかけにうつに入るのでしょうが、毎日絶望感の渦の中にいる私にとって少々のことでは何も感じないと思っていましたが、ショックでまた声が出なくなってしまいました。この事件は少し気持ちが落ち着いてから書きます。

今月、私のイベントは三十日水曜日のマリー&ローズのパーティーです。マリー&ローズのパーティーはいつも水曜日なのです。そして、ナカちゃんが遊べる日も水曜日だけ。自然に私も水曜日だけ。

「どうしていつもいつもイベントを水曜日にするの？　私は混んでるときなんて絶対に行きたくないのに……」

とマリママに言ったところ、

「うちの店のイベントにあい子の顔がちょっとでも見えないと何だか忘れ物をしたようで気持ち悪いから……」

と言ってくれるのですが、私にとってはありがた迷惑です。

武さんの住んでいるK市は海の方ですか山の方ですか？　東京は今日も三〇度を越えています。本格的な夏になりましたネ。夏の間だけでも植物人間か冷凍人間になっていたい心境です。

今日はもうペンが進みません。身体が固まってきました。また書きます。これからますます暑い日が続くでしょう。くれぐれもご自愛ください。

あい子

（1）渡辺利夫、TBSブリタニカ、一九九六年。
なお、本書ではあい子の手紙を原文にできるだけ忠実に記すため、あえて孫引きを行い、当該書籍からの直接の引用はしない。表記に誤りなどがあればお許し願いたい。

（2）これは後の手紙にもあるが、「性的嫌悪」という言い方のほうがふさわしい。過食症であるあい子と拒食症であるあい子の妹も例外でないが、一般的に過食症者は性的嫌悪に陥りやすく、拒食症者はその逆の傾向があるとのことである。

# あらためて　はじめまして

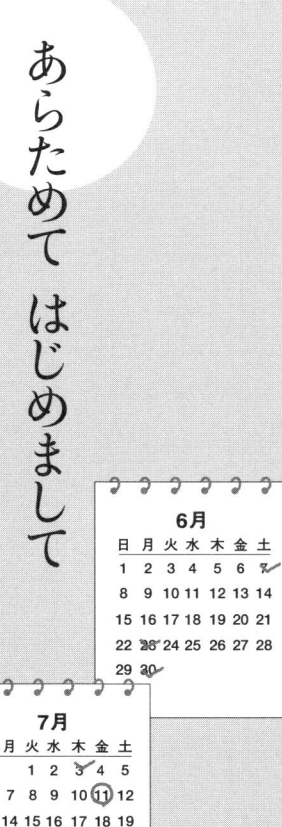

しかし、あい子はつらい事実を隠していた。

# 七月十一日

親愛なる武様

暑さも日ましに強まるこのごろです。東京はここのところ最高気温が三五度を越えています。クーラーの駄目な私にとっては家の中に閉じこもっていても溶けてしまいそうです。武さんは季節で体調に変化はありますか？

先日、去年の過食日記を見ていたら、去年の夏は昼夜の時間なんてまるで無視した生活をしていました。十五時間から二十時間食べ続けて、即死状態で七、八時間眠る。また起きて十五時間くらい食べて、眠る。そこまで食べ続けなかった日はずっと眠れなくて、また食べ始める。まるで眠るために、食べることで身体をくたくたに疲れさせていたようです。去年は昼間眠ることで暑い時間を避けることができましたが、今は午前中から起き上がっているわけだからかなりきついです。このところ随分浮腫も出てきました。

前回書き忘れましたが『アルコホリズムの社会学』[1]は、私も以前読みました。そのころの私にとっては難しすぎて、また改めて読んでみましたが、最近はもっと分かりやすい本がいっぱい出ていますから、やはり難しいと思いました。

まだ落ち着いた気持ちではありませんが、嫌なことを無意識のうちに忘れてしまおうとする私

が出てきて、先日の事件を私の記憶から消されては困るので今のうちに書いておきます。(2)

七月一日火曜日の病院の帰り、いつもの運転手さんの迎えが遅くなりそうだったので、私は一人でタクシーを拾って帰ることにしました。大量の薬のおかげで何となく調子も良かったのです。倒れるかもしれないという不安も少しありましたが、帰り道のコンビニに入ってみました。案の定、過呼吸の発作がおきて気がついたら救急車とパトカーが呼ばれていました。発作自体は三十分ほどでおさまり、手もとに病院の薬も持っていたのでそれを飲み、パトカーで自宅の玄関先まで送ってもらいました。

翌日、朝十時過ぎ「ピンポン」とインターが鳴り、いつもならしゃべれないときは無視するのですが、表で、

「××さん、××さん、生きていますか、大丈夫ですか、生きていますか」

と大声が聞こえ、インターをとってみると昨日送ってくれた警察官の一人でした。筆談で、しゃべれないことを伝えましたが、昨日私が「死にたい」とか騒いでいたので、様子を見に来たとのこと。少し質問に答えてもらいたいということで、警察官を部屋にあげたのです。

最初は、「一人暮らしですか?」「ご両親は?」「姉妹は?」の質問。私も面倒臭くなったので、「いません」「いません」「病院以外の外出もしません」。「病院は?」、「精神科です」というやりとりでした。そうしたら、「暑いからビールを出してくれ」と言うのです。「おかしいナ、でも確かに昨日の警察官だし」……。

そしていきなり相手の警察官は、私を知覚〔知的〕障害者とでも勘違いしたのでしょうか、
「あいちゃん、お兄ちゃんの横に来て洋服を脱いでごらん。お兄ちゃんが抱っこしてあげるから、そしたらとっても気持ち良くなるョ。あいちゃんは、家族がいなくて淋しいからそんな病気になっちゃうんだから、これからはお兄ちゃんがお友達になっていっぱいいい気持ちにしてあげるからネ」
とか、その他いろいろ言われ、警察官はすっ裸になって強制猥褻に価するような行動をとったのです。必死に抵抗して私が部屋にあった花瓶を壁に投げつけたことで、警察官は慌てて帰ったのですが、最後まであそこの部分をズボンから出しっ放しといった状態だったのです。

普通の女性なら大パニックに陥って声も出なくなるのでしょうが、そのときの私は声は出なくても頭の中は実に冷静に、「こういうのを、魔がさす、とでもいうのカナ」とか、「こいつどこまで馬鹿なことを言うのか、次は何をやるんだろうか」とか考えて観察していたのです。大事には至らなかったのですが、〔その人は〕さんざんビールを飲み、タバコを吸って、〔その人に〕シャワーまで使われ、不愉快な二時間を過ごしたのです。

きっと普通の女性ならこういうことがきっかけになって人が信じられないとか、男性恐怖症とかのトラウマになるのでしょうが、すでに毎日が恐怖の私は何が起きても何も感じないのですが、とても怒りがこみあげてきました。私のことを知覚〔同〕障害者と思いこんでいるのであれば、私の証言を妄想とかにしかとられないことが分かっての行動だから、それこそ弱い者いじめですよ

ネ。警察官であっても人間だし男だし、たとえ魔がさしたとしても酷いですよネ。(3)

その後、薬を飲んで少し声が出るようになってからすぐ、××署に電話しました。そのときの一部始終を説明して「部屋もそのままの状態にしてあるからすぐ来て欲しい」と言ったのです。が、相手が警察官と言ったのが良くなかったのでしょう。「電話だけじゃなく、ここに来て説明しろ」とか、「相手はパトカーに乗っていたというだけで、本当に警察官だったのか」とか、「あなたの見間違いじゃないの」とか、結局いくら待っても××署の人は来てくれませんでした。

次に弁護士の先生に電話して、また一部始終を説明したのですが、私のような病気では専門の弁護士をつけてお金も時間もかけて訴えたとしても、上からの圧力もあるだろうし、私の証言の信憑性も疑われるし、まず勝ち目はないとのこと。

自分でも分かってはいましたが、それでも悔しいのでマスコミに訴えました。そこで、具体的な場所とか名前は伏せたとしても取り上げてくれるという返事を聞いて少し気がおさまりました。

私の父だって立派な警察官ではあっても、表と裏の顔は持っていたし……。水商売の人間から見て一番嫌いなお客さんは、役人、特に警察官なのですから、家に来た男性も腹立たしいけど、それ以上に××署の対応にがっかりしました。——という事件だったのです。

七夕の日、武さんからの手紙を受け取りました。いっきに読んだ後、なぜだかいろんな感情がこみ上げてきて私は大泣きしてしまいました。どう表現すればよいのかよく分からないのですけど、武さんは本当に凄い。尊敬に値する人なのだなあと改めて感じました。それと同時に、今まで同病者であっても私にとって雲の上の存在で手が届かない人と思っていたのが、もう少し身近な存在、親近感を覚えるとでもいうのでしょうか、見ず知らずの私からの手紙にもちゃんと答えてくれる〔人なのだなあと思いました〕。武さんの手紙の文面は一つ一つがまさにその通りだとうなずけることができ、私の心の癒しにつながるのです。(4)

信仰とか嗜癖のことを書いている部分を電話でナカちゃんに読んで聞かせてあげたのですが、「時枝さんの言わんとしていることはつくづく自分も感じてはいたけれど、うまく言い表せなかったことをズバリ言葉で表してくれているようだ」と大変感激していました。(5)

今回の手紙を読むまで、私は武さんに少し嫉妬していました。「武さんはうつ病であっても、書くということにおいて人生の目標つまり生きがいがあるではないか、私は何もない。細やかな楽しみもない」。もともと私は学校の成績は良かったのです。それもたいして努力もしないで試験の前日の一夜漬けとか〔をするだけ〕で、単に勘と記憶力が良いだけでしょうが、常にトップクラスにいました。でも、文章を書く、絵を描く、作詩、作曲をするとかの才能は皆無で、そういう才能のある人をとても羨ましく思ったものです。だからいまだに、そういう職業の人、他にはスポーツ選手とかに嫉妬心を抱くのです。

でも、せっかく才能があっても、病気のせいで思うようにはかどらなくても、うつと戦いながらも、前向きな武さんを尊敬します。限られた時間を自分のためだけに使えばいいのに私の手紙にも答えてくれて本当にありがたいと思います。私が依存し過ぎない程度の距離を置いて接してくれているというのも、さんざん心理学とかの勉強をしてきたからだと思います。たかが、二、三年、ただ本を読んだだけですべて分かったようなふりをしている自分が恥ずかしくなりました。

それにしても人間の精神とか心というのは奥が深いですネ。私は自分を、単純で竹を割ったような性格だと思っていましたが、このグレーのない黒白性格でも心の病いにかかるというのは本当に不思議です。

武さんからの質問。両親との関係ですが、〔私と〕私の家族は、以前の手紙にも書いたアダルトチルドレン〔とその家族〕の見本のような関係だったのです。若いころは何かにつけて親の言うことに反抗しましたが、「すてきな奥さん」生活のころは私の方が大人になって、何とか父に歩み寄ろう近づこうと一生懸命努力したのですが、私が近づこうとすればするほど父も逃げるんですよネ。だからいつまでたっても平行線のまま。

父が〔私に〕言いたいことはすべて母を通じてで、私に直接話しかけることなどまずありません。〔私に〕話しかけ〔られ〕ても〔父は〕無視。実家に一週間もいれば、「あい子はいつまでここにいるつもりなんだ。早く東京に帰るように言いなさい」「あい子を玄関から出入りさせないように！　人が来ても顔を出させないように！」。外で両親の知人とかに会っても決して娘だと紹介してもらえない。どうしてそんなに嫌がられるのか聞いても答えてもくれない。私はいったい何なのでしょうか？
私は実家に帰ると家事をすべて一人でやって良い子にしていたのですが、例えば、
朝、「パパ、おはよう」　……（無視）
「パパ、ご飯できましたョ」……（無視）
「パパ、いってらっしゃい」……（無視）
夜、「パパ、お帰りなさい」……（無視）
「パパ、おやすみなさい」……（無視）
絶対、私のそばでは食事もしません。〔私は〕透明人間扱いの上、近づけば避け〔られ〕るのです。父が入院したときはお見舞いに行こうとしても拒否されてしまうし、私が入院しても電話一本かけてもくれないし……。このころは、私も長女だし両親の老後の面倒も見るつもりでしたから、何とか歩み寄ろうとしたのです。でも結局挫折しました。

どんなに努力しても無駄だと分かったころ実家を新築することになったのですが、この先実家に戻る気もなかったのですが、一つくらい私の部屋も作〔ってもらえ〕るからということで一〇〇万円くらい出資したことがありました。でも、できた家にはまるっきりどこにも私の居場所なんてなかったのです。徹底的に、これであきらめがつきました。この挫折で古畑の「お父さん」の養女になろうと決心したのだと思います。

いまだに両親の態度は変わりません。父は私に関わらないようにするし、母も自分のストレス

のはけ口にしたり、自分の都合のいいことで利用しようとはするけど、私が病気のことなどで面倒臭いことを聞かせると知らないふり見ないふりを続けます。

田崎先生にも、

「あなたの両親は、ただ自分を作ってくれた人たちというだけで、親だからという期待を持って接してはいけない。あなたが苦しい思いをするだけだから近づいてはいけない」

と、さんざん言われてきました。私も現在は両親に対して憎しみとか怒りは感じないようにしています。きっと前世で敵対していたので馬が合わないのだとでも思うことにしましょう。でも、きっと私のことだからこの先両親に何かがあれば何とか力になろうと思って近づいていくと思います。

長くなりましたがもう少し聞いて下さい。私はうつの勉強はしましたが、躁状態というのはよく分かりません。田崎先生には、

「十八歳からの十五年間の行動がまるっきり躁状態であったのだから、うつが十五年ほど続いても仕方ない」

と言われました。あの病的な行動力は実際そうかもしれません。今、かおりちゃんが躁状態で、うつにも増して酷い状況なのです。男性恐怖症、対人恐怖症の酷い彼女が、この暑い中、真っ昼間から夜遅くまで一日に何人もの男性と援助交際を始めたり、外出のときはわざと痴漢に会うように挑発して相手をめちゃくちゃに殴ったり、まるで愉快犯のようにストーカーのようなことと

か悪戯電話とかに走っているのです。自覚はしているのですが、自分で自分が何をやらかすか分からなくて怖いと怯えています。私も何でそうなるのか聞かれても分からないので、病院に行って先生と相談するようには言ったのですが、病院にも行かないし……。躁病者とうつ病者ではまるっきり話しても噛み合わないので最近は電話も苦痛です。どうすればいいのでしょうか？　彼女の行く末がテレクラを通じての殺人事件などとだぶ[6]ってしまいます。

最近、テレビでは朝から晩まで十四歳の犯人の男の子の分析とかやってますけど、あの男の子の「透明な存在」「実在の人間として認めていただきたい」という言葉がやたら頭にこびりついています。誰にも必要とされていないと思って生きていくことは本当に人間の心を歪めてしまうのですネ。

最近、毎日朝から泣き出したいような気分です。悲哀感に押し潰されそうです。これは「不安の症状の一つ」ですよネ。

時節がら、お体にくれぐれもお気をつけくださいますようお祈り申し上げます。またお便りします。

あい子

（1）野口裕二著、日本評論社、一九九六年。
（2）これはレトリックではなく、あい子の現実である。

（3）あい子の了解を得て、後日〔三年後〕の手紙の文面をここに記すことにする。
「今まで隠していましたが、以前、家に来た警察官に——たいしたことはなかったと言いましたが——本当はレイプされたのです。このことは主治医とセラピストの人しか知りません。あのときは武さんにも言えませんでした。それでいまだに警察という言葉を聞いただけでフラッシュバックを起こしてしまうのです。」

〔二〇〇〇年六月九日付、あい子の手紙より抜粋〕

（4）このときの手紙はぼくの手もとには残っていない。ただ覚えているのは、それまでのあい子の手紙を読み返し、あい子の言葉を一つ一つ拾い上げて彼女の訴える症状を、①不安、②抑うつ、③自律神経の障害、④その他身体的な障害、の四つに分類した記憶がある。精神的な不調のさなかにあるとき、それが不安なのか抑うつなのか区別がつかないにもかかわらず、その区別をつけないと治療の指針がたたないのである。うつ病者はみずから薬のさじ加減をする必要がある。

（5）ナカちゃんもまた、冬季うつ病である。ナカちゃんの父親も両極性のうつ病である。

（6）神戸の連続児童殺傷事件の少年A・酒鬼薔薇聖斗のこと。

# ワクワクルンルン

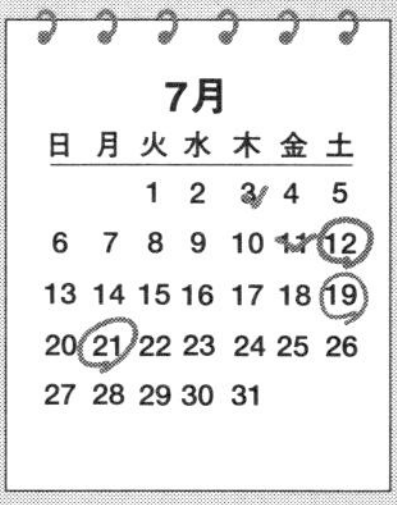
7月
日 月 火 水 木 金 土
1 2 3 4 5
6 7 8 9 10 11 12
13 14 15 16 17 18 19
20 21 22 23 24 25 26
27 28 29 30 31

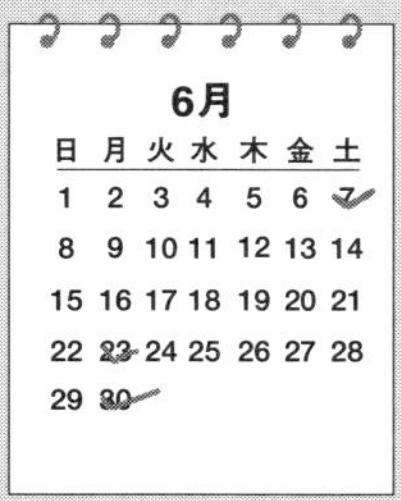
6月
日 月 火 水 木 金 土
1 2 3 4 5 6 7
8 9 10 11 12 13 14
15 16 17 18 19 20 21
22 23 24 25 26 27 28
29 30

二十年前のティーンのように。

# 七月十二日

武　様

お手紙ありがとうございました。昨日から雨が降り出し少し涼しくなっていますが、やはり心の調子はお天気には関係ありませんネ。あいかわらず悲哀感とイヤーな感じが続いています。

唯一の救いはこうしていること。武さんに手紙を書いている私はまるで初恋の人と文通でもしている中学生くらいの女の子の心境とでもいうのでしょうか、それとも大好きなアイドルにせっせとファンレターを書いているといった方が近いでしょうか。とにかく、武さんのおかげでたとえ一時でも「ドキドキ、ワクワク、ルンルン」という気分を感じられます。損得とか駆け引きとかじゃなく純粋な気持ちになるのです。こういう自分を意外に思う反面、年がいもなくかわいく思います。きっと武さんを心の恋人に置き換えているのでしょうネ。こういう感情は長い間忘れていました。もしかしたら一度も味わったことがないかもしれません。まず、私のまわりにいるボーイフレンドたちとは、最初からお互い恋愛感情というより兄弟姉妹とか同士という感覚でつき合ってきましたからネ。というより私の方で無意識にバリケードを張っていたのかもしれません。

以前から〔の〕、私の結婚観というのは、ある程度何もかもやり尽くした後、人生もあと何年かというところで、気の合う茶飲み友達のような人と一緒に過ごすというものですから……。やはり子どもは嫌いだから、育ててみたいナと思ったことはありましたが、自分が産むなんて恐怖です。だから周囲が子どもを期待しない年齢になるまでは絶対に結婚なんて嫌でした。家から出たいばかりに一度偽装結婚はしましたが、結局その七年間はバージンでしたし、その記録は消しているので、書類上はバツイチではないのです。おじいちゃま、おばあちゃまがお互いを空気のように必要とし、夜は仲良く手を繋いで眠るという生活が理想です。吉本ばななの〔作品に出てくる〕そのコールガールなんて、[1]本当にいいですネェ〜。いくらでも求めてもらいたい。

十七歳年上の昔の夫とはいまだに友達づき合いをしています。彼は今、二十五歳年下の奥さんと四度目の結婚をしてとてもうまくいっています。彼と私とはアル中〔男〕とアル中妻の関係でしたから、彼を立ち直らせた彼女は偉大です。

私はうつ病になったおかげ(?)で武さんとめぐり会い、今うつの中で新しい感情を発見できたのですから、本当に転んでもただでは起きない人間だと思います。私には今まで、女性として意識してつき合ってくれる人などいませんでしたから、武さんが意識してくれているという文面が本当に嬉しかったです。武さんは、長い長いトンネルの中でのオアシスですネ。こんなふうに書いたからといって重荷には思わないで下さい。細く長いおつき合いをお願いします。

東京の週末は雨マークですが、そちらはどうでしょう。回復するといいですネ。

私は食べることが大好きでしたから、本当に一度はそちらの方へ行ってみたいと思っていました。B子のおかげで今は誰とも一緒に食事できないのが悲しいです。ちょっと食事でもというのはごく当たり前の人とのコミュニケーションですものネ。「生きるのが怖い少女たち」[2]のみなもそうでしょうが、自然の眠り、自然の食欲を早く取り戻したいです。お菓子の甘さ、カレーの辛さなどとうの昔に忘れてしまって、頭で味を想像しながら食べることにも疲れてしまいました。

東京の蟬は、夜中も外が明るいので一日中鳴いているそうです。私は東京大学のそばでしか聞いたことがありません。それも何年も前だと思います。海も何年も見ていませんネ。自然に近づけば私の身体にも自然の本能が蘇るのでしょうか？

私は今、武さんのいろいろなことが知りたいです。好きな音楽は？　好きな食べ物は？　いつも見るテレビの番号は？　……。何でもいいからさしさわりのない程度でいいから教えて下さい。私の頭の中では、自然の中で武さんに寄りそっている自分を妄想することで、少しC子を遠ざけています。若い女の子がキムタクとデートでもしている夢を見ている感覚でしょう。私もかなり・・・ハイ状態ですね。こんなことを書いている自分が恥ずかしくなってきましたので、今日はこの辺でペンを置きます。

食い倒れツアー[3]でのこと、教えて下さい。楽しみにしています。

あい子

（1）小説「白河夜船」に、お客と一晩添い寝をするだけという一種のコールガールが登場する。

（2）『生きるのが怖い少女たち』斎藤学、光文社、一九九三年。
（3）編集者のT・Tさんとの泊まりがけでの飲食のこと。

## 七月十九日

武様

お手紙ありがとうございました。十七日木曜日、病院に行く前に受け取りました。その日は滝のような酷い[1]雨でした。体調も〔良くなく〕、一睡もできないまま、朝からC子とボクシングで戦っていたのです。グローブをつけたC子に首を絞められお腹を蹴り上げ続けられているという痛みを抱えた状態でした。

待ち時間はさほど長くはなかったのですが、何と田崎先生が急なお休みで〔代診が〕他の男性の先生だったのです。先日の事件のことも話そうと思っていたので、女の先生に代わるのならともかく、人の良さそうな人ではありましたが、一瞬頭の中が真っ白になってしまいました。田崎先生なら私がしばらく黙っていても放っておいてくれるのですが、その先生は、

「どうですか、どうしましたか、大丈夫ですか」

と何度も何度も聞くのです。私は心の中で、「うるさい！　あなたに代わったおかげで頭の中がパ

ニックになってるんだから少しの間カルテでも読んでてョ！」と思いながら一方では、「何かしゃべってあげなくちゃ悪いなあ。田崎先生に話そうと思っていたどの部分をこの先生に話そうか」なんて考えていました。何で患者がドクターに気を遣わなきゃいけないのでしょう。こんな発想一つ一つがストレスの素になってしまうのですネ。

とりあえず一番面白い話題はこの前の事件だからと思い話してみました。田崎先生はいつも私の話を興味津津、面白くてしょうがないという表情で聴き、人の心にズケズケと踏み込んできます。——ナカちゃんと一緒です。でも嫌な気持ちはしません。「よおし、世の中にはこんなこともあるんだョってお姉さんが教えてあげよう」って気持ちになるのです。でもこの人の良さそうな代診のドクターは、優しそうではあるのですがただただ私を哀れむような表情なので、私の動悸もますます酷くなり処方箋だけを書いてもらい早々に退散しました。いつも以上に疲れました。

その前の日、十六日水曜日はナカちゃんと少しだけ二丁目のマリー&ローズに行ったのですが、前月の聖子のコンサート以来久しぶりだったし、行き先もマリー&ローズということでか、結構すんなり外に出られたのです。かおりちゃんもその時点で必ず出て来ると言っていたのに、結局連絡なしのドタキャンでした。上野あたりのホストクラブで酔っぱらっていたとのこと。

「来ないなら来ないでいいから連絡なしだけは必ずよしなさいネ」

ってあれほど言っておいたのに、それもなしです。彼女が躁状態になってからは約束はすべてドタキャンです。連絡なしで約束を破るということは、私の一番嫌いなことだとあれほど言っているのに平気で何度も繰り返してしまうのです。今までは親心で「できの悪い子ほどかわいいもんだナ」とか思っていましたが、私もプチッと堪忍袋の緒が切れてしまったようです。いつもナカちゃんに、

「あなたは、かおりちゃんのことをどうしようもない、どうしようもない、馬鹿だアホだと言いながらも、結局面倒を見ているではないですか」

と言われて、私も「実際親っていうのは、心配させられる子どもの方に関心がいってしまって、私のようないい子のことは考えてもらえないものなんだナ」とも思ったものでした。

病院から帰ってB子の真っ最中、やはり彼女から電話がかかりました。

K「昨日はごめんなさい。酔っぱらっちゃって気がついたら朝だったの」

A「いいかげんにしなさい！　遅いからみんなで心配していたというのに……。しばらくかおりの声は聞きたくないから電話もかけてこないで」（ガチャン！）

でも、彼女は私がこれほど怒っているとは気づかないのか、その後切っても切っても何度もかけてくるのです。冷たいようだけど、これからの季節、私は自分が生きることだけで精一杯になるでしょうから、今の彼女を暖かく見守ってあげられるパワーはありません。かおりちゃんのことはナカちゃんにでも頼んで、通院を勧めてもらいます。自分もそうだろうけど、人ってここまで変われるものなのですネ。

武さんのご両親は手記〔『うつ病者の手記』〕を読まれていないとのこと。親の立場からしてみれば読み

たくないかもしれません。多少なりとも自分の非をつきつけられるのですものネ。親子であってもお互いにもう大人なのだから、面と向かって腹を割って話すことはできないまでも、第三者的な立場でもいいから読んでくれたという事実が分かれば武さんも少し楽になるでしょうにネ。

私も以前、摂食障害とかうつの本を両親に見せようとしたことがありました。全部読まなくてもいいように、見てもらいたい部分をクリップで留めてアンダーラインを引いて渡しました。でも父は、

「ふん、こんなもの読んだってしょうがない。すべておまえのわがままなんだ！」

と言って目もくれず、母は読むふりはしましたが、次の日〔に〕は私の目のつく状態でゴミ箱に捨てられていました。母は私の家に来るたびに何冊かの本を持ち帰りもしましたが、すべてゴミ箱に直行していたことを後になっておばさんから聞かされました。何度か手紙を書いて出そうとも思いましたが、きっと封も開けずに捨てられるでしょうから結局やめました。

私は去年の夏に比べて体重も一〇kg近く増えて、一見とても健康そうですから、今では病気の話は私の家族の中ではタブーです。体重が増えるともちろんバストやヒップも大きくなりますよネ。私は胸が大きくなるというのが恐怖なのです。お腹が出ても手足が太くなっても平気なのですが、胸だけは嫌なのです。今は自分の裸を見ることができません。成熟を拒否しているんでしょうネ。

最近、『宮崎勤精神鑑定書』[2]という本を読んでいます。宮崎勤の多重人格説を肯定も否定もしま

せん。だいたい、そのボーダーラインなんて分からないものですものネ。一見、何の問題もない家庭にいながらやはり彼も地獄のような孤独感を感じて、少しずつ少しずつ心も歪んでいったようです。本当に犯罪は許されるものではないでしょうが、犯罪者も違った意味で被害者なのですネ。

先日、母から電話があり

「十四歳の犯人A君[3]は人格障害とか言われているけど、あなたも衝動性人格障害者でしょう。人殺しだけはやめなさいョ。後に残された人たちの迷惑も考えてネ」

と言いたいことだけ言われて切られました。

そういえば今年の初め、父の選挙で忙しかったときも、

「今、自殺されたら忙しくてお葬式も出せないから、自殺するんだったら選挙が終わってからにしてネ」

と言われたのです。まったく何を考えてるんだか？

さて、古畑の「お父さん」の養女になっていたのは——正式には——三十三歳から三十六歳くらいにかけてだと思います。その前、十年くらいも行き来はありましたけど。「お父さん」も今ごろどこで何をしているのでしょう。きっとどこかの病院で身寄りがないということで保護されているとは思いますけど……。「お父さん」が〔アルツハイマー病で〕おかしくなっていたころ、その言葉や

行動を理解できないまま押しつけがましい自己満足だけの世話をしましたが、本当に悪いことをしたナと思います。もう私のことも覚えていないかもしれないけれど、もしもまた会うことがあれば今度は本当の優しさで接してあげられると思います。

B子、C子の出現は退院した後だから三十四歳の秋からです。C子は自覚がないだけでもっと以前からあったでしょう。一年間、ドクターショッピングをして、三十五歳から精神科は島津先生のところだけです。去年の夏ころから、B子もC子もどうしてもコントロールができないことを自覚しました。

やはり薬を大量に飲んだ後の反動は酷いです。思考力もないしほとんどしゃべれないし、身体は固まってしまいます。現に今日など、横になったまま何も考えられないのですが、かろうじてペンを持っている状態です。書きたいことの半分以上も書けてないと思います。私も徐々に服薬を止めたいのですが、そうすると腎臓の薬と腸の薬が全く効かなくなってしまって目も開けられない、お箸も持てないほどの浮腫が出てきます。もぐらたたきのように次々といろいろな不快な症状に悩まされるのです。本当にうまくいかないものです。

写真ありがとうございました。大切に大切にいつも手もとに置いておきます。

では、そろそろ頭の中が混乱してきましたのでいったんペンを置き、また書きます。武さんが夏に勝てますようお祈りしています。

あい子

（1）解離性同一性障害ならではのあい子の現実感。
（2）滝野隆浩、講談社、一九九七年。
（3）神戸の連続児童殺傷事件の少年Ａ・酒鬼薔薇聖斗のこと。

## 七月二十一日

武　様

梅雨もようやくあけ、本格的な夏になりました。今回はまた、嬉しくなるお手紙をありがとうございました。武さんが雲の上から少しずつ舞い降りて地上の私に近づいてくれるようでルンルンです。

手紙を受け取った十九日土曜日は前回の重苦しい手紙を出した日でした。夕方手紙を書き終えたころ、塚本君がいきなりアポなしで食料品その他を差し入れに来てくれました。

「調子がよければ食事にでも行こう。寿司花の社長が心配していたから……」

寿司花とは六本木のお寿司屋さんです。かれこれ十年あまり、毎週土曜日の夜は必ずそこに行っていたのです。私も武さんと同様、Ａ子のときはお寿司が一番好きなのです。でも味覚がなくなってから〔の私〕と、Ｂ子は生物は食べないので最近は足が遠のいていました。寿司花の人たちも私の病気をずっと見てきているので、過食のピークのときは寿司屋のカウンターでひたすらハンバーガーやアイスクリームを食べていても放っておいてくれました。――B子は人の目など気にならないのです。生物は駄目ということで、あい子オリジナルの巻きものを作ってくれたりもしました。サラダ巻きのようなものでしたネ。寿司花に行く前には必ずマックとかケンタッキー、ミスタードーナツなどに寄り、塚本君が大量のファーストフード類を買ってそれを持って行きます。

その日は私が行くというので、大好物のえんがわやぼたんえびを取っておいてくれたのですがやはり何の味も分からないのです。あい子オリジナルや、大トロを焙ってもらってもちっとも美味しくないので悲しくなりました。隣で塚本君が旨い旨いと言っているのが悔しくて早々に引き上げました。外に出たおかげで武さんへの手紙も出せたわけですけど……。

帰ってから〔は〕すごい勢いでファーストフードの詰め込みです。ちょっとやばいナと思っていたら、案の定詰め間違いで救急車を呼ぶ一歩手前までいきました。夜中から朝まではおへその裂けそうなお腹を抱えての苦しみが続きました。他の食べ物はまだ許せるのですがお寿司の味が分からないのだけはどうしても嫌ですネ。

前にも書きましたが、もともと私は食べるということが大好きです。好き嫌いも全くないし、げてものでも甘いもの辛いものなんでも平気です。私の海外旅行というのは、まず食べに行くというところから始まります。今は海外でも日本以上に美味しくて安い和食屋さんはいっぱいありますから食事の面では武さんも安心して行けますョ。ちなみにハワイでは淀屋といううどん屋さんがあるのですが——大阪のお店だそうです——東京でもあんなに美味しいうどんはお目にかかれないといった調子で、「私のハワイ行きは淀屋のうどんを食べるため」という時期がしばらく続きました。アジア方面でも日本から調味料さえ持参すれば何でも食べられると思います。

以前から私は、四十歳になったらハワイに永住しようと思っていましたが、今は味覚さえ分かれば本当にK市の方でのんびりして、大好きなお魚三昧で……。武さんの近くにいられるわけだから……、お魚と武さんを一緒にしてごめんなさい。こういう妄想〔に〕は幸せを感じます。

私の頭の中はすべてが「悲しい、苦しい、もう嫌だ」で占められていたのに、このごろは武さんのおかげで「嬉しい、楽しい、幸せ」という感情が出現してきたので本当に驚きです。そういえばこの前は怒りも感じられましたネ。

病友になった青年は無表情とのこと。その人は病気であってもまだ学校の先生を続けているのでしょうか？　私も全く感情のないときは無表情だったと思います。絶対に人と向き合っても顔を合わせられなくて横向いていたり下向いていたりとか……、よく目が宙を飛んでいるといわれました。

先日、元夫敏さんと奥さんが近くまで来たついでに少し立ち寄ってくれたのですが、そのとき敏君が〔言ったのですが〕、「以前のあい子の行動や麻雀の打ち方を見ていたら、こいつ長生きできないナ」と思っ〔てい〕たそうです。

武さんは麻雀を知ってますか？　麻雀ではテンホーとかチーホーとかをあがるとその人のつきを使い果たしてすぐにでも死んでしまうとか言われているのですが、まさにそのころの私は毎日テンホーをあがっている状態でした。何でもかんでも自分でつもるのです。疲れれば疲れるほど、パイの動きが見えてきてタンキ待ちのパイでも何でも一発でつもるのです。テラ麻雀といって、指の何本もないようなヤクザの人たちの中で、小娘が立て膝にくわえタバコで高いレートの麻雀をやっているわけですから[1]、今考えたら恐ろしいものがあります。あの引きの強さは普通じゃないと言われて、自分でも「もしかしたら私って麻雀の天才かもしれない」なんて自惚れていたのですからまさに躁病ですよネ。

　敏君は、

「あい子はこんなになってもまだ生きているんだからやっぱり運が強いんだろう。大丈夫だ！」と言ってくれました。本当にもうヤバイナと思っていたらしくて、しばらく連絡もできなかったとのこと。

　最近は本当に物騒な世の中ですネ。毎日、ニュースではどこかしらで殺人とか通り魔、その他いろいろな事件、事故の報道が耳に入ってきます。自分自身がいくら気をつけていても運悪くそれにぶち当たる人は大勢います。どんなにやりたいことがいっぱいあっても死んでゆく人も大勢います。

　私は今ハイだから言えるのかもしれませんが、私もこの先B子、C子との共存は運命だとして受け入れながら生きていこうと思います。普通の人は一年が三六五日。私のA子はその十分の一でも、普通の人の一日が二十四時間。私の一日のA子がたとえ一時間でも二時間でもこうして武さんに手紙を書いていて幸せと感じる時間を持てるのだから……、明日はいきなりまた無感情、無表情になるかもしれませんが仕方ないですよネ。

今、本当に調子が良いのでしょう。眠る前以外では絶対に聴かないのに昼間っからCDをかけてこの手紙を書いています。二年前、私はテレビもつけられない、音楽などもってのほか、何の本も読めませんでしたからネ。

さっそくバッハの『マタイ受難曲』と『夜と霧』[2]を注文しました。少しでも武さんの世界を覗いてみたいです。

音楽といえば、以前毎日「死ぬ、死ぬ」とわめいていたころ、母があるおがみ屋さんのところに行って私の症状を説明したところ、

「味覚異常は耳鼻科に行きなさい。うつは毎日モーツアルトを聴いていれば治ります」

と言われたそうで、一応耳鼻科を幾つか回っても異状なし。モーツアルトなんて何十回も聴きましたが、よけいうつが酷くなって本当に死神に引っぱられるところでした。

今聴いているのはTEARS FOR FEARSです。これと、アース・ウインド&ファイアー、聖子が私の定番です。外にはやはり六〇年代、七〇年代のソウルですね。スティービー・ワンダーとか、スリー・ディグリーズ、スタイリスティクス……。ここでまた、押しつけがましいのですが私の

好きなCDを送ります。一度聴いてみて下さい。
浅草とか上野に行けば寄席もいろいろとあるでしょうが、〔……〕[3]。落語の好きな友達もいて何度か誘われましたが、そのときはそんな気すらありませんでしたから。そういえば今年の春、鶴瓶さんのトークショーに行ったときも、まわりのみなが大笑いしているとき、私は最前列だというのにひたすら悲しくて泣いていました。鶴瓶さんも目の前で泣かれていれば嫌な気がしたことでしょう。

ここで、質問されてもいないのですが少し私のことを書きます。もちろんA子のときですが――私の趣味は以前は本当にいろいろありました。麻雀、海外旅行、ゴルフ、釣り、ダイビング、グライダー、ドライブ、食べ歩き、コンサート、etc、etc……。今は読書くらいでしょうか。心理学の本以外でも月に週刊誌etcを約一〇〇冊近く読みます。定番は『おはよう奥さん』『すてきな奥さん』『主婦の友』『エッセ』『タント』『オレンジページ』『レタスクラブ』、週刊何とか、etc、『料理天国』『グルメジャーナル』『ダンチュウ』『ハナコ』……、あとすべての女性誌に目を通します。読むというより見るといった方がいいでしょう。子どももいないのに『ひよこクラブ』『たまごクラブ』などの育児雑誌も読んでいたことがあります。一種の活字中毒ですネ。あと、医学書が大好きです。

テレビは一日中つけていますが、まずちゃんと聞いているのはニュース、報道番組です。「探偵！ナイトスクープ」も見ます。あと深夜ですが、「カウントダウン」とか「パペポTV」。以前、「渡る世間は鬼ばかり」は必ず見ていました。だいたい夜はB子に占領されて、テレビをつけて雑誌を見ながら詰め込んでいる状態ですから十時からの「ニュースステーション」以降はずっとテレビ朝日をつけっ放しです。

お酒は好きではないのですが、飲めばザルです。何でも飲みます。「過食よりまだアル中の方がいいや」と思って無理にガブ飲みしてみたこともありましたが、やはり酔えないせいかアルコールには依存しませんね。

今私の欲しいものは、やはり武さんの書いた小説と文学新人賞の報告です。

B子、C子さえいなければそちらへ飛んで行きたい気分です。本当に今日はどうしたんでしょう。もしも東京の方へいらっしゃることがあれば必ず連絡下さいネ。その日を楽しみに何とか生きています。武さんの写真もまた送って下さい。

最近一人で写っている写真はほとんどないのですが、詐欺だと言われそうですが元気なころの昔の写真と、ちょっと笑えたマンガ〔「たけし」という名前の猫が出てくる〕の切り抜きを同封します。季節がらくれぐれもご自愛ください。

あい子

PS

返事より小説を優先して下さいネ。

（1）一晩で数千万円の金を動かす麻雀。雀荘では、あい子の囲む卓は他の客の注目を浴び、みずからの麻雀を止めて客は、あい子たちの誰があがるかに金を賭けた。あい子はホテル住まいをしていたこともあるし、二十歳のころ、当時経営難に陥っていた某出版社を買収する話も持ち上がっていた。

（2）V・E・フランクル、霜山徳爾訳、みすず書房、一九八五年。

（3）諸事情から割愛する。

# 落ち込み

**6月**

| 日 | 月 | 火 | 水 | 木 | 金 | 土 |
|---|---|---|---|---|---|---|
| 1 | 2 | 3 | 4 | 5 | 6 | 7 |
| 8 | 9 | 10 | 11 | 12 | 13 | 14 |
| 15 | 16 | 17 | 18 | 19 | 20 | 21 |
| 22 | 23 | 24 | 25 | 26 | 27 | 28 |
| 29 | 30 | | | | | |

**7月**

| 日 | 月 | 火 | 水 | 木 | 金 | 土 |
|---|---|---|---|---|---|---|
| | | 1 | 2 | 3 | 4 | 5 |
| 6 | 7 | 8 | 9 | 10 | 11 | 12 |
| 13 | 14 | 15 | 16 | 17 | 18 | 19 |
| 20 | 21 | 22 | 23 | 24 | 25 | 26 |
| 27 | 28 | 29 | 30 | 31 | | |

懸念の種が多すぎて。
とらわれることから逃れられず。

# 七月二十三日

武様

こんにちは。いかがお過ごしですか。私は前回の手紙を書き終えてからどっと落ち込みが続いています。本当にうつの嵐は突然襲ってきます。眠ることもできません。今日も眠れないまま、朝からテレビのワイドショーをつける気にもならなくてバッハの『マタイ受難曲』をゲットしたのでそれを聴きながら書いています。

私は前回、手紙と一緒に自分の水着の写真とかも送りましたよネ。[1] 押しつけがましくCDも送ってみたり……。酷く後悔しています。何であんなことしちゃったんだろう。あれはなかったことにして処分して下さい。あれを見た武さんからの返事が怖いです。

二十一日月曜日、武さんへの手紙を出すのに宅急便の人を呼ぼうとしていたとき、妹がアポなしでいきなり訪ねて来ました。結局、その宅急便は妹に頼んだのですが……——妹は十日ほどハワイに行っていたので、そのおみやげを持って来てくれたのですが、以前から口紅とかの化粧品はいらないと言ってあるのですが、毎回毎回同じもの。私がお気に入りの店の食品とか雑貨を頼んでいたのですが、「あっ、忘れてた」で今回もすまされました。ちょっとがっかりした顔をしたら、

「そんなに欲しかったら夏のシーズンが終わったころにでも一人で行って買ってくればいいじゃないの」

と言うのです。「あーこの子も、何も分かってない子チャンなのだ」と改めて感じました。期待した私が馬鹿だった。来月はインドネシアに行って、その後はアメリカで……、とさんざん妹の夏のスケジュールを聞かされて、〔妹は〕案の定帰るときは冷蔵庫に入っていた珍しいもの、高級食品とかお中元の品々を持てるだけ持って帰りました。いつものことではありますが蝦で鯛を釣るというのか……。


昨夜は一週間ぶりにナカちゃんと電話で話しました。ナカちゃんは夏の週末はいつもご両親と――ボルゾイ犬の――アレックスと一緒に軽井沢の別荘に行くのです。私の落ち込みの酷さを察してか、どこの店に行って何を食べたとか、乗馬で疲れたとか、ボルゾイ牧場に行ったとか一生懸命に話をしてくれるのですが、私は「ハァー」とか「フゥー」とか溜め息しかでません。ナカちゃんとの会話は私がしゃべらない限り成立しないのです。そのときもバッハをかけていたのですが、

「武さんがこれを好きだから聴いているんだ」

って言うと、ナカちゃんもクラシックの中では、バッハ、特に『マタイ受難曲』が好きとのこと。彼はまず第一にはドイツ軍の行進曲〔が好き〕なのですが、クラシックもかなり好きなのです。歌舞伎とか落語も好きなのです。武さんと会う機会があれば、話も弾むかもしれないと一人で喜んでい

ました(2)。危ない。危ない……。

　私はこの曲を聴きながら一つ思い出しました。私が行った学校はQ女子校というカトリック系の私立の女子校だったのですが、もちろん朝夕のお祈りとか、週に一度、礼拝堂でのミサがありました。休み時間とか放課後には必ずこの手の音楽がかかっていたのです。エスカレーターで大学に進学できるのですが、両親と離れたかったため神戸女学院、もしくは甲南女子大か神戸学院大学を受験したいと頼んだことがありました。――神戸学院大学にはいとこが通っていたのです。それが実現していれば、武さんと同じ時期に私も神戸にいたわけですよネ。結局頭ごなしに反対されて、家出したのですけど……。十年くらい前は妹の彼氏が神戸で塾をやっていたので、妹にくっついて私も何度か行きました。とてもお洒落な街だと思いましたが、あまり印象は残っていません。明石焼きとか豚饅が美味しかったぐらいしか思い出せません。そのころから食い意地がはっていたのですネ。

　最近、また私の家の周辺は工事だらけです。――一年中どこかしらで工事はしているのですが。ここに住み始めて十年以上経つのですが、以前は七階の私の部屋から西新宿の高層ビルの夜景がきれいに見えたのです。〔……〕(3)広いこと、夜景が見えることが気に入って住み始めたのですが、今では夜景どころか年々高い建物が増えてしまって、今もまた目の前に一〇階〔建〕以上のビルを二つ建てているのです。この暑い中、工事をやっている人は本当にご苦労様ですが、朝早くから一日中聞かされる騒音にはたとえまともであっても発狂しそうになるでしょう。いや、まともなときは本当にこの騒音で一日中イライラしっぱなしでした。都会というところは、何もしないでいても何かしらストレスの素はあるのですネ。どうせ一日中ボーッとしているのなら、どこか田舎の海の近くででもボーッとしていたいです。武さんへの手紙を出すのにポストさえあればどこだってかまいません。

週末には『夜と霧』が手にはいるのでこれを読むために少しでもC子から解放されたいです。私も以前から読みたい〔と思っていた〕本なのです。

やはり今日は調子が悪いようです。これ以上ペンが進まないのでまた、書きます。愚痴っぽい手紙でごめんなさい(4)。

あい子

(1) ワンピースの水着の上に布をはおったもので、二の腕とふくらはぎが少し見えていた。
(2) ナカちゃんからは後日、軽井沢のジャムとG・グールドの弾くバッハのカセットテープが送られてきた。
(3) プライバシー保護のため割愛する。
(4) この手紙のあと、宅配便で松田聖子のうちわが送られてきた。

## 日付のない手紙

武　様

先日はこちらの手違いで武さんにまでご迷惑をかけてしまいまして、本当に申しわけありませんでした。(1) これからは宅急便の場合は必ず私の手もとから出すようにしますネ。でも武さんの声が聴けて少しラッキーだったかも……。まだ出していないのなら出さないでいた方がよかったかも……。何が何だかよく分からなくなってしまいました。とりあえずおわび申し上げます。

(1) 宅配便を扱うコンビニの手違いでその松田聖子のうちわが行方不明になったのである。また変な事件にあい子が巻き込まれるのを心配して、ぼくはあい子に電話をかけた。

## 七月二十五日

武　様

二十三日水曜日は、わざわざお電話ありがとうございました。せっかくだからもっと気のきいたおしゃべりができればよかったのですが、ちょうどあのとき、コンビニの人との通話中で、「武さんに連絡した」ということを聞いている最中だったのです。あの電話を最後に今まで声を失っています。夜のB子の行動以外は動くこともできず、じっと固まっています。

今日、二十五日金曜日には手紙が来ているだろうと思い、思い切って郵便受けまで行ってきました。―――〔階〕下に降りるだけですが。しばらく返事は書けないだろうナと思っていたのですが、最初の「郵便配達が来るのが待ち遠しかったこと……」という文面を読んで、私の手紙でも待っていてくれる人がいるのだと思うと少し嬉しくなり、こうして書くことができています。

私も今まで、何人かの精神科のドクターと接してきましたが、島津先生と田崎先生はまさに奇人タイプだと思います。以前の大庭先生もそうでしたネ。大庭先生は女性でありながら、人の話なんて聞きもしないで思ったことをズケズケ言うのです。患者の痛いところをグサッと突いてきます。かおりちゃんは「大庭先生は恐くて嫌だ」と言ってましたが、私はその歯切れの良い口調は好きでした。「動悸のするところには近づくな！」「B子を受け入れろ！」「話したくない人とはしゃべるな！」「親なんてこっちから捨ててしまえ！」「自分のインナーチャイルドを押さえつけないでもっと出してあげなきゃ病気なんて治るわけないョ」といつも言われていました。

その他のドクターはみな、落ちこぼれタイプだったように思います。一番酷かったのがK病院の精神科でしたネ。他の病院でも摂食障害を診てもらえるドクターには高額の心づけが必要でした。今でもK病院は他の病気のことで通院しているのですが、うつが酷くなったころ、内科のドクターに、

「そんなわけの分からないことばっかり言ってんだったら精神科へ行けー！　だいたい精神科の医者なんておかしなやつばかりだから、精神科に五、六年通って治してもらおうなんて思わな

いで、できるもんなら治してみろって自分の症状を見せつけてやれ！」と言われました。でも摂食障害を診れる人は一人しかいなくてそのドクターは患者を抱え込み過ぎていて、三年後の予約も取れないとのこと。摂食の分かる先生であっても過食を治す薬なんてないのだから、抗うつ剤さえもらえれば誰でもいいやと思って何人かの診察を受けました。ある人はやたらロールシャッハとかの分析ばかりしたり、またある人は、

「あなた本当にうつ病なの？　最近の女性はちょっと失恋したりペットが死んで悲しいからと言って精神科に来る人が多いんだよネ。だから精神科が混んでしょうがないんだ。ここはよろず相談所じゃないんだからネ」

とか言うんです。そのとき私はなぜだか暴れてしまってもう少しで強制入院させられそうになりました。

　内科のドクターは江戸っ子のべらんめえ口調で、本当に口は悪いのですが結構好きでした。父親代わりに依存していたのかもしれません。でもうつに関しては何も分かってないみたいで、「彼氏でもできれば治る」とか、「働かないからいけないんだ」とか、「贅沢病だ」とか、さんざん言われました。あげくの果てに「精神科に行けー！」。

　私の腎臓は、腎不全、慢性腎炎という病名がついています。透析一歩手前というか、本当は受けなければいけないらしいのですが、漢方薬とかで何とか抑えています。腸は大腸直腸結腸症、早く言えば物凄い便秘。腸の長さが普通の人の約三倍、太さが普通の人の約半分だということで

す。腎臓も腸も自分の力では働かないので、子どものころから薬で動かしてきたのですが、一生薬は手離せないけど、それさえ守ればときどき酷くはなっても何とか日常生活は送れると言われてきたのです。

でも、以前の病院の処方の誤りで〔体調を崩したのですが〕、早く言えば薬害だったのです。症状に合わせて薬の量とか種類を変えていかなければいけないのにそれを怠ったため、Ｋ病院に入院した時点では腎臓も腸も停止状態だったのです。以前通院していた病院も大きな病院だったのですが、もう潰れてしまって先生方もどこにいるのか分かりません。本気で捜せば分かるかもしれませんが、今さら捜し出しても仕方ないし、ドクターだって人間だからミスだってあるでしょう。たとえ完璧な治療法があったとしても、今の私ではＢ子、Ｃ子のおかげでそれすらできないと思いますから……。

やはり私にとって身体の病いより心の病いの方が問題です。今、一番必要であるのは、薬においては田崎先生、心の癒しの部分では時枝先生なのです。

私はきっと甘えるということがわからないまま、〔他人から〕甘えられる立場になり、周囲の人たちが自分に甘えることで〔私の〕精神を安定させてきたのです。だから母親的な立場になると途端にＡ子がムクムクと起き上がるのでとても居心地はいいのです。

武さんにとっては迷惑かもしれないけれど、私の頭の中では既に武さんは家族です。こうして手紙を書いていることは、多分私の今までの中で一番甘えている行為だと思います。武さんにはあるときは父親的な部分を求め、あるときは学校の先生、またあるときは他の何もかも捨てていいぐらい大切な存在という、本当に私にとっていろいろな対象となっています。こういう依存ならあってもいいですよネ。

昨日、今日と、部屋の中でじっとしていてもハイパー（過呼吸）が起こります。かなりつらい。今の私は武さんへの手紙を書くために生きているみたいです。一日も早く、「ワクワク、ルンルン」の手紙を書きたいです。

乱筆、乱文でごめんなさい。では、また書きます。

あい子

ＰＳ
小説の方は進んでいますか？

## 七月二十九日

武　様
こんにちは。週末の台風は大丈夫でしたか？　東京では思ったほど雨も降らなくて、今日も天気予報では一日中雨だったのにピーカンです。

私はあいかわらずなかなか抜け出せません。今日あたりから少し声は出るようになりましたが、最近遠ざかっていた恐怖感、非現実感、離人感なども出てきました。恐怖感が出てくると衝動的に自殺しそうになるので気をつけなければ……。武さんの手記〔『うつ病者の手記』〕では、首を吊る様子が書いてありましたが、私の場合〔思い描くの〕は飛び降りと飛び込みです。なぜだかこだわりがあります。

調子の良いときは「病気だから仕方ないや」と思えますが、ここまで落ち込むと、「楽になりたい＝死にたい、死ななきゃ」で頭はいっぱいです。でもこうして書いているところをみると、そのわずかな隙間に武さんの存在が入り込んでいるのでしょう。

明日はマリー&ローズのパーティーだというのに。行けるかどうか分かりません。外出しなきゃいけないから緊張してこんなになっているのでしょうか。私の中の泣きじゃくっている「あい子ちゃん」[1]をどうやってなぐさめればいいのでしょうか。少しでも眠ることができれば、その時間だけは何も考えなくてすむので楽になれるのですが――一日が長いです。

『夜と霧』はまだ手に入っていないので、前から買ってあって見る気になれなかった『平気でうそをつく人たち』[2]を読んでいますが、私には外国の精神科医の本はあまり向いていないのでしょうか、摂食〔障害関連〕の本〔翻訳書〕もかなり読みましたが、どうも今ひとつピンときません。国民性の違いでしょうか。

私が、退院後うつになりかけのころだったか、いつも後頭部に何かしら雨雲のようなものがべタッと貼りついているような気分になって、「あっち行け、あっち行け」って髪の毛を引っぱっているときがありました。そのころは外にも出て行動はできていたのですが、その雨雲がどんどん広がって身体中にこびりついてこうなったのでしょうネ。

うつ病でも薬を飲んで半年とか一年で治る人もいるではないですか。武さんとか私はなぜこんなに長く続くのでしょう。この違いは体質とか〔の違い〕なのでしょうか。

この手紙は、明日ナカちゃんに出してもらえるので書いているのですが、思考力がないので何を書いたらいいのかわけが分かりません。この次こそルンルンしながら書きたいものです。では、また。

あい子

PS
夏休みだからでしょうかK市のコマーシャルを雑誌でもテレビでも見かけます。武さんとデートできるまではC子なんかに負けるもんか！

(1) これまでの手紙を読んできて、ぼくは「あい子さんの中には、まだ胸もふくらみかけたばかりで、腰もくびれていないちっちゃな『あい子ちゃん』がいる」と表してきた。彼女のインナーチャイルドの名前である。
(2) M・スコット・ベック、森英明訳、草思社、一九九六年。

# ナカちゃん登場

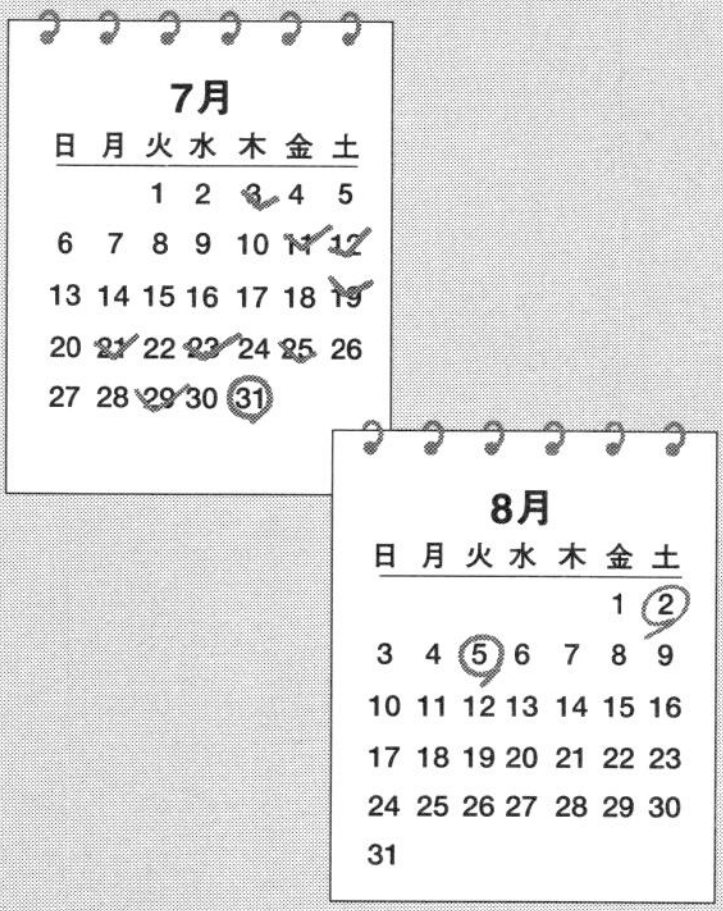
7月
日 月 火 水 木 金 土
1 2 3 4 5
6 7 8 9 10 11 12
13 14 15 16 17 18 19
20 21 22 23 24 25 26
27 28 29 30 31
8月
日 月 火 水 木 金 土
1 2
3 4 5 6 7 8 9
10 11 12 13 14 15 16
17 18 19 20 21 22 23
24 25 26 27 28 29 30
31

ナカちゃんは、キム・ジョンイル総書記に似てます。
丸顔に眼鏡、そしてわがまま。

# 七月三十一日

武　様

お手紙ありがとうございました。三十日水曜日に受け取りました。今回も武さんの日常生活ほか、いろいろと知らせてもらえてとても嬉しかったです。何度も何度も読み返しました。改めて武さんは神様じゃなくて、私と同様人間なのだと思いました。でも私にとってはやはり星の王子様ですネ。

いまだに私のC子は大暴れしています。本当は今も厭世観と悲哀感に押し潰されてペンを持つ元気もないのです。でもナカちゃんがこの便箋と封筒を買ってきてくれて、

「どうか、武さんへの次の手紙はこれに書いて出して下さい。あさがおが描いてあるのでこれを僕からの武さんへの暑中見舞いとさせて下さい。どうせあい子さんのことだから、ナカちゃんはホモで、おたくで、愚図で、のろまで……、と悪口ばかり書いているでしょうから、本当はこういう趣味も持ち合わせているということを暗に匂わせておきたいのです」

と言うのです。買った後で、私が横書きでしか文字を書けないことを思い出して渡そうかどうしようか悩んだらしいですけど、私が、

「横にして書くからいいよ」

って言うと、

「それじゃあさがおの柄がおかしくなってしまう」

と文句を言っていましたけれど、横にして書きます。必ずナカちゃんが選んだものだということを一言書いておいて下さいと言われたので……、そういうことです。それで私も強迫的にペンを持っているのです。

　三十日水曜日は久しぶりにこちらは大雨でした。いつもなら七時過ぎにナカちゃんが迎えに来て八時ころから外出するのですが、夕方仕事を終えたかおりちゃんから「自分も連れて行って欲しい」という電話がかかり、本当はあまり会いたくなかったのですが、私に一切かまわないでいてくれるのならということで、六時半ころかおりちゃんが来ました。月末ではあるし雨が降っているせいかナカちゃんの到着も八時ころにはなりましたが、重い身体を引きずって出かけました。私としてもナカちゃんとも口をききたくなかったので、かおりちゃんがいた方がナカちゃんもおしゃべりできて私のことは放っておいてくれると思ったのです。

　妹もそうなのですが、拒食症の子の食事の仕方というのは独特のものがあります。野菜しか食べないし、ソース類はティッシュで拭き取ってすべてを微塵切りにしてゆっくりゆっくり食べます。それでも胃の中に入った食べ物はすべて吐き出してしまうのです。その様子を見ているとイライラしてよけい具合が悪くなったのですが、かおりちゃんだってそういう病気なのだから仕方ないですよネ。

食事をした後、マリー&ローズにゆきました。予想はしていましたがめちゃくちゃ混んでいました。とりあえず顔を出してプレゼントを渡したらすぐにそこは出て他の店にゆく予定だったのですが、いつもの私たちのスペースは空けてくれたので仕方なく座っていました。

マリー&ローズのお客さんはみな顔見知りなので、久しぶりということもあってか、立ち替わり入れ替わり私たちのまわりに集まってきます。「あい子さん大丈夫ですか?」「あい子さん」「あい子さん」「あい子さん」……、と若い男の子たちが心配してくれるのは嬉しいのですが、そのときの私はとてもじゃないけど耐えられなくて、さっさとその場を離れてキッチンの片隅でゴミの片づけをしたりトイレの掃除をしていました。

しばらくして席に戻ると、もうすっかりかおりちゃんの方は大酔っぱらい状態で、今度は彼女が小犬のようにまとわりついてきます。

「うるさい! 少しは静かにしていなさい!」

と怒るのですがまるで効果なし。すぐに、彼女が次に行く予定だったおなべバーの子に来てもらって、彼女からは離れられました。かおりちゃんは酔うと、私が他の人としゃべるのにすごくやきもちを焼いて、

「だめェー、私のあい子さんに近づかないでェ……。あい子さんは私のものなんだから、あい子さんのそばに来ないでェー」

とわめきちらしだすのです。

かおりちゃんと別れてやれやれと思っていたら、次は他の子たちのよろず相談が始まります。ナカちゃんには、

「あなたには悩みのある子たちを引き寄せてしまうフェロモンが出ているのでしょう」

と言われますが、A子のときは対応できますが、C子のときはどうしても無理です。この日ばかりは、最後の最後までA子の影は消えていたので本当に疲れました。そして今日、また一睡もできないままぐったりです。

話は変わりますが、武さんが起き上がるころ、私はやっと横になるという調子で、武さんの生活は私と全く逆ですね。十一時から三時までの睡眠で大丈夫ですか？　眠剤を飲んでもそうなのですか？

私が洗練された大人の女性なんていうのはかいかぶりです。私だって気取って〔いる〕堅苦しい場所よりガード下の焼鳥屋さんとか屋台とか〔の方が〕大好きです。ナカちゃんと行くフレンチのお店もジーパンで入れるような安くてカジュアルなところばかりです。でもこういう店はほとんど若い女の子で占められていて、昨日の店もお客さんはナカちゃん一人が（一応）男性でした。

それよりも武さんがお料理ができるということの方が意外でした。またまた親しみが湧きました。武さんはおぼちゃまマンで、人の気持ちを癒す優しさは持っているものの、ひたすら机に向かっているガリ勉タイプというイメージも描いていましたから……。

私はもともと普通の女性が興味を持つお化粧とかお洒落とかブランド物とか宝石とかにはあま

り興味がありません。最近は外出のとき、やっと着替えることができるようになりましたが、お化粧は全くしないですし、春ころまではどこへ行くにもいつもパジャマでした。洋服はいっぱいあっても着替えるということができないのです。この夏は毎日入浴できていますが、去年の夏はシャワーを浴びることすら大変な苦痛でした。本当におかしな話です。

今書かれている小説も何か面白そうですネ。早く本になることを祈っています。

では、また書きます。まだまだ暑い日が続きます。くれぐれもご自愛下さい。

あい子

PS

カセットテープありがとうございました。既に使ったCDで申しわけありませんが、私からのプレゼントです。アース・ウインド&ファイアーでは「ファンタジー」、ティアーズ・フォー・フィアーズでは「シャウト」が一番好きです。

## 八月二日

武　様

暑さひときわ厳しいこのごろです。お身体大丈夫ですか。

私はいまだにC子から抜け出せません。昨夜はやっと少し眠れましたが、何も考えていないのに悲しくて溜め息で呼吸をしています。ただ、武さんから手紙が来ているかもしれないと、下のポストまでは行けるようになりました。そして二日土曜日受け取りました。

今、武さんが送って下さったカセットを聴きながら書いています。工事の音に負けないくらい、ボリュームガンガンです。テープの音質はOKですよ。私の買った『マタイ受難曲』のCDは、一つはカール・リヒター指揮の東京文化会館大ホールにおけるライブレコーディングで三枚組。リヒター＝ミュンヘンバッハ管弦楽団、合唱団。J・S・バッハ、マタイ受難曲BWV244というものと、もう一つは、マタイ受難曲BWV（抜粋）。これは指揮者がジョン・エリオット・ガーディナーという人です。これらを聴いて不安が強くなることはありません。

さて、手帳の中の私の写真はどれでしょう？　分かりません。あの中に赤いスーツ姿のが入っていたら、それ以外はみんなスッピンなのでどれも似たり寄ったりだと思うのですが。

ナカちゃんには『夜と霧』を読んでいることは言っています。彼も読んだことがあると思います。ナカちゃんはナチスとかヒトラーが好きなわけではないのです。あの軍服と戦車、そしてベルサイユ宮殿でワインを飲みながら若い男の子を侍らしている妄想に浸っていることが好きなのです。一度だけナカちゃんの部屋を見せてもらいましたが、窓が一つもなく、ロココ調の家具に囲まれた、ちょっと、いや随分怪しい感じの部屋でした。

私は十年以上ここに住んでいますが、部屋の中は十年間ほぼ同じです。途中、妹が居候してたときは、大々的に家具の配置が変わりましたが、一人になるとまた元の位置に戻しました。変わったといえばWベッドを取り除き、大きなテーブルと椅子を置き、和室にお布団を敷いているくらいでしょうか。なんでこんなに物があるんだろうというくらい、ごちゃごちゃしてます。もっとシンプルな部屋にしたかったのですが……、何かきっかけがないと模様替えも面倒です。

ここでまた私の妄想です。武さんがプロの小説家になって、月の半分東京にでも来るようになれば、私の部屋の一つをホテル代わりに使ってもらって武さんの居心地の良いように変えるのです。それを模様がえのきっかけとするのです。やはり今の私の楽しい感情には必ず武さんがくっついていますネ。

三十一日、一日、二日と友達とは面会謝絶状態なのですが、〔……〕[1]。

夜中、車で××県に帰る前に、

「少し立ち寄りたい」

と〔その人に〕言われたのですが、その日もまた、詰め込み間違えをおこしてしまって、とてもじゃないけど玄関まで歩くこともできず断ってしまったのです。彼は私の病気もある程度は理解しているつもりでしょうけど、

「せっかく来たのになんで五分も会えないんだ！」

と怒っていました。一年に二回か三回のことだし、私もあらかじめ上京することは聞いていましたから、かなり用心してB子を出していたのですが、やはり駄目なときは駄目です。こうして友

達を一人一人なくしていくのかもしれません。

詰め込み間違えというのは量が多いということも、性急に詰め込むということも両方〔のこと〕です。前日に抗うつ剤とかを大量に飲むと消化剤が効かなくなって動けなくなるのです。座っていれば立ち上がることもできない。立っていれば座ることもできなくなります。普通の人には満腹感があるので、ここまで食べようと思っても食べられないでしょうが、過食症者には満腹感がないので、もう限界だというときはこうなってしまうのです。過食症も何年も続くと途中でかさばらないものを詰めながら何とか衝動が治まるのを待てるのですが、消化剤が効かないと衝動が治まる前に身体が悲鳴をあげるのです。何て説明すればいいのか分かりません。

ただ過食の衝動というのは、これはよく人にそんな汚い喩えをしないで欲しいと言われるのですが、トイレを我慢していて——お腹が痛いときとかで——駆け込みたいのに、トイレがないという状態、イライラして冷や汗が出てきていてもたってもいられない、あっもう駄目だ漏れてしまうといった状態でしょうか。——本当に汚くてごめんなさい。

私は今、食べ物を見ただけでパニックをおこすことはありませんが、やはり少しでも食べ始めると止まらなくなります。以前は口を動かす衝動だと思ってガムとかキャンディーで何とかごまかそうとしたこともありましたが、やはりそれでは駄目なのです。愛情ほか、いろいろの感情を食べ物に置き換えて貪っているんでしょう。それを言葉とか他の方法で消化させることができれば、自然に過食も消えてゆくと言われますが、対象物が変わるだけでもともと依存体質なのだから、〔依存対象が〕薬になったりアルコールになったりと決して健康的なものには変わらないと言われています。私の場合だと、また自分を犠牲にして誰かの世話をすることかもしれません。それならそれでよいのですが、自分のうつと戦うので精一杯で今は他の人のことまでできないのですから、まだまだこの過食も続くでしょう。

前にも書いたと思いますが、武さんは私にとっていろいろな立場にあります。あるときは父であり、あるときは兄であり、弟であり、あるときは先生であり……、でも武さんの心の片隅に置いてもらえるのなら姉でも妹でもかまわないのですが、理想は愛人の一人といったところでしょうか。ちょっとあつかましいですネ。

では、ここでナカちゃんの便箋も終わりとなりましたので今日はこの辺でペンを置きます。写真のコピーありがとうございました。すぐ目につくところに置いてC子と戦います。また書きますネ。

あい子

（1）プライバシー保護のため割愛する。

# 八月五日　その一

武　様

お手紙ありがとうございました。四日月曜日に受け取りました。

私はまだC子の嵐です。眠れないので、武さんが起き上がってコーヒーでも飲んでいるころ、私は〔の〕一人お通夜が始まります。私の場合、「死にたい、(1)死にたい」と言っているときはまだいいのです。「武さんに会ってから死のう、ハワイで死のう〔……〕」といろいろ考えるときはまだ大丈夫ですが、もうそんなことなどどうでもよくなってくると衝動的に飛び降りたりしてしまうのです。怖いので、夜、横になるときは足を縛っています。眠れなくても本を読んだりできるときはいいのですが、死神との綱引きは本当につらいです。

今回のお手紙では、また大泣きコースでした。最後に武さんが書いて下さった「床に直に座って……」からの文章(2)は、私がいつも心の中に描いているようと全く同じだったからです。本当にびっくりしました。

以前の私だったら頭で考えるより先に行動してしまうでしょうから、会いたいと思えばすぐにでも飛んで行ったでしょう。何日でもK市に滞在して、「武さんの都合の良いときに顔を見せて下さい」とか言って、何日でも待ち続けるということをしたと思います。でもそれができないいらだちもあります。

本当にまだたった二、三ヶ月なのに、武さんとは随分長いつき合いであるように思われます。私の手紙はそんなに子どもっぽいですか？　前にも書いたと思いますが、私は武さんへの手紙を読み返しません。読み返すと、「あっ、ここ漢字間違えている」とか、「字が汚い」とか、「こんなことを書いたら迷惑だろうか」といろいろ考えてしまいますから出せなくなってしまうので、そのまま出しています。ここで一瞬、「もっと大人の手紙でなければいけないのか」とも思いましたが、そんなこと考えてもできるわけでもないので考えるのを止めました。

武さんの言う通り、今の私の不安や恐怖から救ってくれているのは、こうして武さんに書く手紙だけなのですから……。以前、母や妹の前で退行してしまって赤ちゃん言葉になったことがありました。それが消えたところを見ると自分なりに家族への執着の決着はついたものだと思っていましたが、そんなに簡単なものではないようです。

過食症治療の第一人者である九段坂病院の山岡先生の治療というのは、〔過食症の原因を〕「乳幼児期における基本的信頼関係の欠如」と見てそれを再構築するために、母親を中心とした「育て直し」をさせるものです。山岡先生によると、母親が一生懸命でそれこそ赤ちゃんを育てるみたいに〔患者を〕大事に大事にしているケースほど早くきれいに治っていくそうです。母親が母性を十分に発揮できるようになれば必ず治る。患者本人と一度も会うこともなく親だけを治療した〔親とだけ面接をした〕こともあるけれどそれでも患者は治っていくそうです。私には、これは絶対に無理なのだから、やはり人一倍時間はかかるでしょうネ。私は母への片想いなのです。親子であろうと、男と女であろうと、自分の一方的な片想いでしかないと考え始めたら、常に不安にさいなまれてしまいますものネ。フロイトが言うように「愛情の反対は憎しみではなく無関心である」のだから……。今、武さんは「あい子ちゃん」の母親役でもあるのだと思いました。(3) 何を書いているのかわけが分からなくなってきました。あせっても仕方ないけど早く大人のあい子になって母親役ではなく一人の男性としての武さんに会いたいです。C子の虐めにも耐えなきゃいけませんネ。一つ質問です。武さんは本を出しているのだからもうプロの小説家と言えるのではないのですか？

ではまた書きます。まだまだ暑い日が続きますくれぐれもご自愛下さい。

あい子

(1) 諸事情から割愛する。
(2) 「床に直に座って、あい子さんを後ろからやさしく抱きしめ、他愛のない話をする。そんなことを夜更けまで続けて、喋るのにも疲れて、お互い手を握りあったまま自然な眠りにつく——そんなことを夢想することがあります。そんな日がいつかきっと来るのだとぼくは信じています。」〔一九九七年八月一日付、ぼくの手紙から抜粋〕
(3) 二〇〇一年の秋、ぼくとあい子の間に小さな奇跡が起きた。

# 八月五日　その二

武様

死神に負けそうなのでまたペンを取ります。台風の影響でか外は凄い風です。風の音と工事の騒音でどんどん気持ちがうつの蟻地獄にはまっていきます。昨夜はあまりに苦しいので何とか眠りに逃げようと思い、かなりの眠剤を飲んでみましたが一時間ほどで起きてしまいました。これだけ眠れない日が続くとさすがに身体もぐったりです。夕方からは無理やりにでもB子に逃げ込んでいますが、お昼の時間は耐えられません。

人間は意志があるのだから、自分が死にたいと思ったら死んだっていいのではないですか？私は借金があるわけでもないし、私が死んだって誰にも迷惑はかけないのですから……。安楽死をさせてくれる病院か、昔であれば姥捨山のような場所があればいいのに……。自分で寿命が決められればいいのに……。もういいのです。やりたいこともやったし、何も思い残すことはありません。何とか踏み留まっている理由があるとすれば、私が今死んだら武さんも少しは悲しむかもしれない……、武さんを裏切ったことになるのかもしれない……、ということだけです。記憶のない子どものころの悲惨な思いは、その後の十年でちゃらにしたとして、またどうして今ごろこんな苦しい思いをしなければならないのでしょう。生きたい人はどんなことをしてでも生きればいい。私はもう楽になりたい。

大庭先生に、

「今死んだらお金がもったいないじゃない。死んでまで他の人を喜ばせることをするのはよしなさい」

と言われたとき、「それもそうだナ」と思ったけど、もう何もいらない。何もしたくない。

田崎先生の、

「もっとインナーチャイルドの声を聞いてあげなきゃ」

という言葉の意味がなかなか分からなかったけれど、武さんの〔言う〕「あい子ちゃん」でそれは理解できました。「あい子ちゃん」ももう死にたがっているのでしょうか。

私は調子が悪くなると朝から晩までニュースを聞いて、「世の中もっと不幸な人はいっぱいいるのだから、もっと頑張らなきゃ」って思い込むようにしていますけど、お金があっても友人がいても嫌なものは嫌なのです。

以前、宗教にはまりそうになったとき――宗教は何教であっても言ってることはみな同じなのです――自殺という行為がいかに愚かなことか、自殺で死んでしまうとあっちの世界に行ってからも酷い苦しみを味わうということをさんざん頭に叩き込まれ、だったら事故とか病気ならかまわないのだろうからと、毎日それに巻き込まれるように願っていたこともありました。どうせ死ぬのなら、実家に火をつけるとか殺人を犯すとか何でもやって死んじゃえばいいのだろうけど、それすらできない。自殺すらできない。私は弱い人間です。

昨夜、何の気なしにかけていたテレビでちらっと「失楽園」を見ました。吐きたくなるほど嫌な思いがしてすぐにチャンネルを変えました。主役のK・Nちゃんとは昔よく遊んだものです。あのような性描写に耐えられない私は成長できるのでしょうか?

武さんのことを考えるとなぜだか涙が出てきます。もし武さんが死んじゃったら私も死ぬでしょう。こんなことを考えてしまう私を重荷に思わないで下さい。キムタクが死んだら、と考える熱烈なファンと同じだとでも思って下さい。

そろそろからだが固まってきましたので、また書きます。

あい子

少し息をついて
ゆっくりと歩くように

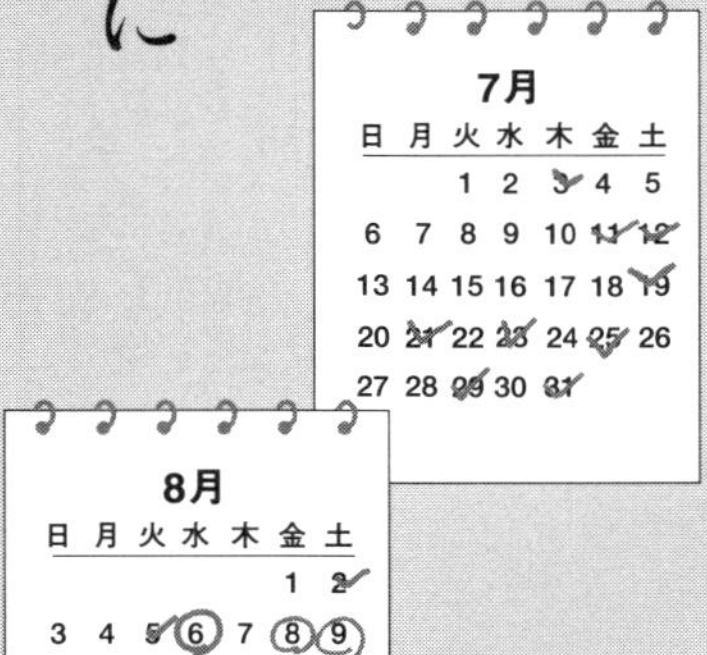

静かな落ちつき、
静かな不安。

# 八月六日

武　様

今日は書きたくなって書いています。あいかわらず朝っぱらから工事の騒音はうるさいです。予報では一日中雨だったので今日こそは静かな一日だと思っていたのに……。

私の死にたいモードは少しだけ薄らいできました。明後日八日金曜日が病院なので、緊張しているのか、不安感、恐怖感、動悸は酷くなってきました。昨夜、B子は五、六時間で影をひそめたので、夜中の十二時ころから電話のコードも抜いて横になりました。一時ころからかかってくるナカちゃんとかかおりちゃんの電話にも出る気にもなれなくて……、三時ころまでは固まって泣いていました。

泣き疲れているのに、また眠れそうにないので『家族「外」家族』[1]という児童精神医学臨床の実態について書いた本を読みました。これが思っていたより面白くいっきに全部読んでしまったのですが、いろいろと考えさせられているうちに死にたいC子から抜け出したようです。

この本は、児童精神科医と乳幼児精神科医を追ったものです。小さな患者たちのさまざまな症状、不登校、摂食〔障害〕、対人恐怖、抑うつ、非行、家庭内暴力、etc、etc。

ある少年は心因性鉤足——つま先が床に着かない。ある少女は、四年間、食事のときもお風呂に入るときも帽子をかぶっている。またある少女は家に居場所がないと無理に拒食をして入院してくる。他には、九年間も続いている抜毛癖のある女の子。

でも最も私が心を奪われた話は、二歳になったばかりの女の子が、弟が産まれてから昼間はお母さんが大変なのを理解してお姉さんになろうと頑張っているけれど、夜になるとそのストレスから夜驚が始まる（という話でした）。昼間は何事もなかったように穏やかに弟をかわいがっているのに、夜はまるで夢の中で亡霊と闘っているような怪物になるというものでした。こんな小さな赤ちゃんが必死で我慢をして、眠りに入ると押さえていたタガがはずれる。夜驚という形でＳＯＳを発しているのです。胎児というのは胎生七ヶ月の終わりには母親の感情を察知しているそうです。こんなことはどこの家庭でも、子どもがいれば日常茶飯事なのでしょうが、この両親はすぐに幼児精神科医に見せたから何かしらの修正はできるでしょうが、これを放っておくと大きくなってから精神的な障害に至ってしまうそうです。

病院に来る子どもたちはみな口を揃えて「生まれて来なければよかった。自分の居場所がない」と訴えます。でも入院させっ放しでどんなに優れたドクターに見せても、家族が変わらない間は何度も何度も同じことの繰り返しになります。これからの世の中アダルトチルドレンだらけになってしまうのでしょうか？　私から見ると、この本の子どもたちは子どものうちにＳＯＳを出せて羨ましく思います。私のように三十歳を過ぎて症状を出しても受け入れ側は逃げていくばかりですものネ。

抜毛癖というのは、無意識のうちに頭髪や眉毛、睫毛、体毛などを抜いてしまうのですが、ここでふと思い出しました。さとるちゃんという妹のＢＦだった男の子が、妹から別れ話をされた後、二、三ヶ月で身体中の毛がすべて抜けたのです。それからもう十年近くたちますがいまだにまるっきりつるつるです。あのわがままな妹に奴隷のように十五年ほど――中学生のときから――仕えてきて、私にも本当によくしてくれて、「こんな弟ができたら」と私は二人のつき合いを応援してきたのですが、ある日突然の妹の掌を返したような別れ話のショックでそうなったのです。武さんと同じ歳だと思います。

今はもうかつらをつけてバリバリお仕事はしてますが、さとるちゃんの心はまだ癒されていないと思います。いまだに月に一回くらい私にも、

「お姉ちゃん身体大丈夫？　僕にできることがあったら何でも言ってネ」

と電話をくれます。〔さとるちゃんに〕あんなに迷惑をかけておいて、妹に言わせると、

「さとるちゃんが勝手につきまとっていただけで、私は最初から何とも思ってはいなかった」

なんて言うのです。まるで私が親から言われていることと同じです。さとるちゃんには早くお嫁さんをもらって幸せになってもらいたいものです。

私は今、身体中が痛くてごろごろしながら書いています。マッサージを呼びたいけれど人と会うのは嫌だし。そういえば、以前仕事に明けくれていたころ、三六五日毎日マッサージの人に来てもらっていました。夜中の三時から二、三時間か、お昼の一時から二、三時間。とにかくマッ

サージにかからなければ眠れない、身体が動かない状態でした。まったくお金のかかる身体です。うつ病になってからも身体が固まってしまうので何度か来てもらいましたが、うつの身体の痛みはマッサージでは楽になりませんネ。

二年ほど前は、女友達が自分のスポンサーである男性――その子がパパと呼んでいたので私もパパと呼んでいた――をときどき連れて来て、その人は自分はもちろんのこと〔鍼灸マッサージができて〕、鍼灸マッサージ師になりたい人に教えているのですが、来ると必ず鍼とマッサージをやってくれていたのです。もちろんいつも彼女が連れて来るのですが、このパパは全盲なのです。それも生まれつきではなく、ある病気で二十代のころから徐々に見えなくなり三十歳過ぎに失明したとのこと。今、四十二、三歳でしょうか。全盲なのに一度来ただけで私の部屋を自由に動きまわるし、テレビは見るし(?)、電話はかけるし、普段一応目は開いているから見えないなんて信じられないのです。趣味はパチンコとオートレース。お金持ちだからあっちこっちに彼女もいるみたいだし……。私の友達とつき合っているときは頻繁に一人で××〔県〕から東京に来ていたのです。不思議ですよネ。目が見えないのにパチンコなどやって面白いのでしょうか？　パパは二十代のころは、だんだん見えなくなる恐怖から一日に一時間も眠ることができない状態だったそうです。今は、彼女がちゃんとした結婚をするため別れてしまい東京には来ないのですが、いまだに私のことは何かしら気遣ってくれていろいろお菓子とか果物などを送ってきてくれます。閉じこもってからは、もう誰とも関わり合いたくない私にとってありがたいのだけれど、わずらわしいと思う気持ちの方が強いのです。ちなみにパパは××さんの息子さんです。

最近は郵便で手紙が届いていることと思います。これは宅急便屋さんが、「定型の手紙であれば、玄関のドアにでも張りつけておいてくれれば、荷物を届けたときついでにポストに入れておいてあげます」と言って下さっているので、それに甘えているからです。いろんな人に助けてもらって生きているのに、死にたいモードに入ると感謝の気持ちすら持てない自分が嫌になります。

明後日は病院に行けるでしょうか？　ソーシャルワーカーの面接というのもあるのですが、ちゃんとしゃべれるでしょうか？　今から考えただけでお腹が痛くなってきます。不安で不安でまた泣きたくなってしまいました。

でも、今日は武さんに何でもいいから書きたくて書いたのだから、良しとしなければネ。最近の手紙は支離滅裂でしょうけど許して下さい。では、また書きます。

あい子

（1）椎名篤子、集英社、一九九七年。

# 八月八日

武　様

こんにちは。昨日、H県には大雨洪水警報が出ていたようですが、もう雨は上がりましたか？確か十日は〔三重県の〕神島に行かれるのではなかったでしょうか。お天気良いといいですネ。

　私は、今日はこれから病院です。朝早くから起きてはいるのですが、全く身体が動きません。石のように固まっています。いつものことですが嫌な感じです。死刑囚が絞首台に向かうような心境です。いっそのこと棺桶にでも入りたい。よほど武さんに電話でもかけてみようかとも思いましたけど、武さんの声を聞いても外に出られるかどうか分からないので、こうして何でもいいから書いてこれをポストに入れるために外に出ようと思って書いています。いつもなら、「今日はこの話をしよう」とか考えるのですが、それすらできません。田崎先生の診察の前にソーシャルワーカーの人との面接もあるのですが何もしゃべりたくもありません。今の私は、「月に三度の病院に行くことが仕事なのだから、それぐらいできなきゃしょうがないじゃないか」と書きながら自分に言い聞かせています。

　これが届けば外に出られたということです。その報告は次回に……。お腹が痛くなってきたので、また書きます。

あい子

ＰＳ
もしかして、神島というのは三島由紀夫の『潮騒』の舞台になったところですか？

## 八月九日

武様
残暑お見舞い申し上げます。立秋とはなりましたが、いぜんとして酷暑が続いていますネ。

私は何とか無事に病院へは行けました。ソーシャルワーカーの人との面接〔で〕は、前月の事件の話を詳しく聞かせて欲しいということでした。しかし、ソーシャルワーカーはドクターではないのだからその面接の時間はただただ苦痛でしかなかったです。

その女性はとてもきれいでエネルギッシュな人でしたが、私が下を向いて蚊の鳴くような声でやっとの思いで話しているといううつの症状とかはちっとも理解してもらえませんでした。

「あなた、こういうことをうやむやにしちゃいけないのよ！　こちらで力のある弁護士を用意するから徹底的に戦いなさい！　許せません！　だから馬鹿にされるのョ！　そういう男はやっつけなきゃ!!!」

と一生懸命いろいろと言ってくれるのはありがたいのですが、生きていることだけでもやっとの私にそういう行動を起こすエネルギーなどあるわけないじゃないですか。そうでなくても、何度も何度も自分が受けた恐怖をえぐり返され、そういう訴えは健康な人でさえ神経がズタズタになってしまうだろうに……。

その後、田崎先生に〔の〕、

「大変でしたね、今の心境は？」

との問いに、私は、

「やっとひっついたかさぶたをいきなり剝がされてその部分をかきむしられた気分です。だいたい田崎先生だから何とか接することができる私が見ず知らずの人と対応できますか。そういう場所に出かけていけると思いますか。そんなエネルギーがあればもっと早くにとっくに自分で何とかしています。今はお願いだからそっとしておいて欲しいです」

と答えました。先生は、

「それでも行動を起こしたくなったら全面的にバックアップはしますから相談して下さい」

と言って下さいました。今回はノリトレンという抗うつ剤を新たに処方されました。たまたま、行くときに武さんからの手紙を見つけて持っていたので、待っている時間、何度も何度も読み返して何とか精神を安定させていましたが、七時間の外出は本当に疲れました。でも無事に行けてよかったよかった。

それにしても、行くたびに〔病院は〕混んでいるような気がします。私は次の診察を二十六日に予約できましたが、だいたい一ヶ月以上は空いてしまうようです。初診はもう受け付けられない状態です。それだけ心を病んでいる人が多いのですネ。東京だからでしょうか。

今、C子の影は薄いです。これもいつものことですが、ナカちゃんとかと遊びに行くときも病院の薬を大量に飲むことに変わりはないのに、どうして遊んだ次の日はどっとC子に占領され、病院の次の日は〔C子の影は〕薄くなるのでしょう。結局、遊んだ日はいつの間にかまわりの人たちによってA子にさせられ、病院の日は帰り着くまでC子のままだからでしょうネ。きっとその反動だと思います。

話は変わりますが、実はナカちゃんは武さんと友達になりたくて仕方ないのですョ。ナカちゃんが性的対象とするタイプは、とにかく若くてロン毛、茶髪、つまりSMAPとかV6とかのジャニーズタイプですから安心して下さい。彼は気持ちは女性的ですから嫉妬深かったりするのですが、同時に武さんのような才能のある人を素直に尊敬します。私が最近武さんの話ばかりするので、あの出不精のナカちゃんも一度でいいからK市の方へ行ってみたいと言っています。私が行く機会があれば、ぜひ自分は運転手を買って出るから連れていって欲しいと……。目的は分かってるんですョ。彼はOホテルのフランス料理の店に行きたいのです。テレビでそちらの特集番組などをやっていたら必ず見ているみたいです。

・・・・・

そういえば、ナカちゃんはここ何年かはベンツの戦車に乗っていますが、一時、武さんが「乗ってみたい」と書いてあった〔いた〕ワーゲン・ビートルに変えようかと悩んでいたときもありました。彼が××大学のころの女性の友人は、もちろんレズなのですが、なんて言ったカナ？　名前は忘れちゃったけどレズの世界ではかなり有名な小説家なのです。今も専門誌や女性誌に結構書いている人です。だからか、私がナカちゃんに初めて会ったとき、彼は本当は小説家になるのが夢だと言っていました。ただ、あののんびりペースだと本一冊書くのに三人分くらいの人生が必要だとよく笑っていました。あー、ナカちゃんの話なんかで貴重な体力を使ってしまった。

一つ質問です。武さんが『平気でうそをつく人たち』をどこまで読まれているのか分かりませんが、第四章の「悲しい人間」に出てくるシャーリーンという女性を、著者は最後に自閉症だと書いてあるのですが、この女性を自閉症と言うなら世の中の不倫をする人とかストーカーはみな自閉症の要素を持っているのでしょうか？　私の考えていた自閉症という意味と少し違っていたので驚きました。ただ、私もこの本は読むのに凄く疲れて第五章の途中で放ってあります。

他にもいろいろと書きたいのですが、さすがに今日は疲れているのかペンが進みません。十五日からは日本海側のどちらの方へ行かれるのですか？　楽しんで来て下さいネ。事故とかないように祈っています。キャンプでの報告、楽しみに待っています。

ではまた書きます。星の王子サマ。

あい子

# 八月十一日

武　様

一三&一四通目のお手紙を同時に受け取りました。武さんは今ごろ神島でのんびり夏らしい時間を過ごしていることと思います。

武さんの手帳に入れて下さっている写真はどうも思い出せません。ただ、セピアの写真は一番新しいもの。今年の二月か三月ころのものです。それを気に入って下さっているということは、病気も含めて受け入れてもらっているみたいでとても嬉しいです。かろうじて残っている今の友達は、みなA子の部分だけでのつき合いです。B子、C子が出てくるとすぅーっと離れて行きます。といっても私の方から離れているのでしょうけど……。

さて、〔私の身辺雑記の〕雑誌〔連載〕のことですが、今、悲しい感情に押し潰されそうになりながら書いているからかもしれませんが……、せっかく武さんが勧めて下さっているのに大変申しわけないのですが、今の私は武さんに手紙を書くことで精一杯です。もともと書くことは苦手だし、自助グループで出している新聞とか専門誌に書いて欲しいと言われたこともありました。島津先生にも、私の症状とか摂食のエピソードは「下手な小説や映画よりも何倍も面白いから本にでもしてみればいいのに」と言われたこともあります。もう少し前向きになれればそんな気持ちにもなれるかもしれませんが、今は武さんが相手であるからペンが持てるのです。

今、また新たに気づきました。私は自分の中にB子もC子も共存することを認めていると思っていましたが、やはりまだ受け入れられません。B子、C子との共同生活は嫌です。抹殺したい気分です。B子がいるから生きてこれたということは頭では理解しています。B子との戦いに負けたということも認めます。B子がピークのころの行動は気が狂ったようでした。こうして私がA子だB子だC子だと区別することが、既にB子やC子は本当の私ではないと思っている〔ことなの〕でしょう。もう少し、武さんに書く手紙で、書くことの訓練ができて気持ちに余裕があれば、他にも書くことを考えてみたいと思います。貴重なA子の時間は武さんのことで一杯にしておきたいのです。短い時間であっても武さんの存在で少しの幸せを感じていなければ自分で自分を殺してしまうでしょう。ここでまた、私の依存の酷さを改めて感じました。

そういえばこの前の手紙に部屋の写真も入れたのですよネ。あれはリビングです。写真ではよく分からないでしょうけど、私の部屋にはあちらこちらに大小含めて大量のぬいぐるみがおいてあります。いつだったか、小さいものは五〇ヶくらい処分しましたが、いまだにかなりの量です。以前はその一つ一つにちゃんと名前をつけていました。捨てるときには涙がでたものです。いまだに初めて私の部屋に入った人はその大きなぬいぐるみの量に驚きます。

実は私は猫が大好きなのです。この部屋でも、泥棒に入られる前は、アメリカンショートヘアーという猫を六匹飼っていました。十五年ほど前の青山のマンションでは犬のセントバーナードとオールドイングリッシュシープドッグ、そして猫を二四匹飼っていました。今の部屋で、泥棒が立て続けに二回入った後、警察に、私以外の人がいると警察署〔に〕直通の〔される〕センサーをつけられたため、六匹の猫は友人のところへ養子に出しました。結局、泥棒は三回目に入ったとき、ここで現行犯逮捕されたのですが……――なんとそれはお店によく来ていたお客さんでした。

　その後、何度かまた猫を飼うことを考えましたが、入院したりうつが酷くなったりでいまだに実現できません。調子が良いときは飼いたいと思えるのですが、悪いときにじゃれつかれると殺してしまうかもしれないとか考えてしまうのです。

　私は猫のしつけがとても上手なのです。絶対に服従させてしまいます。たまたま私の飼っていた猫たちがおりこうさんだったのかもしれませんが……。反面、犬は苦手です。青山のマンションはとてつもなく広いスペースだったし、妹が同居していて妹が〔は〕犬を〔が〕好きなので大型犬が二匹いましたが、犬用のお手伝いさんまで二人いましたから私は一度も散歩すら連れて行かなかったと思います。今、何かを飼うとしたらやはり猫ですネ。でも猫を飼うことで潔癖性は少し治ったのですが、〔今度飼うとしたら〕また掃除強迫が強くなってしまうと思います。

　武さんからの二通目の手紙を受け取ったのは十日月曜日だったのですが、その日私は夜、外出をしました。お盆も近いので浅草の古畑家のお寺に行って来たのです。古畑の「お父さん」にくっついて養女になる前から、おばあちゃまの月命日には必ず墓参りに行っていたのですが、養女になってからは「お父さん」があんなふうになってしまったので、毎月私が一人で行っていました。この二、三年は毎月行けませんから年に二、三回、お彼岸とかお盆のときだけ行くようにしています。たまたま夕方、友人がお見舞いに来てくれて、車だったので浅草まで連れて行ってもらいました。

「お父さん」と一緒のときはお寺に行くことより、そのあと浅草の有名な洋食屋さんとかに寄るのが楽しみだったのですけどネ。確か私が武さんの本〔『うつ病者の手記』〕を見つけたのが今年の春分の日のころ、やはりお寺に行った後、あるファッションビルの一フロアにある本屋さんでだったのです。その本屋は心理学の本とかがとても豊富で何年も前から浅草の方へ行くたびに立ち寄っていました。

〔今回は〕友達も一緒だし、十分程度なら倒れることもないと思いちょっと寄ってみたのです。島津先生の新刊を二冊とその他二、三冊、あと大量の便箋と封筒、そして武さんの本も見つけたのでまた買ってしまいました。最初に買った本は、私が毎日毎日何度も何度も読んで、クリップでとめたり線を引いたり人に貸したりと、もうボロボロだったのです。きれいな一冊が欲しかったこと、本当は他の人に買われるのが嫌だったのです。もしも、一〇冊あったら一〇冊買い占めたかもしれません。おかしなやきもちです。

本屋を出て、やはり浅草で友達がやっている居酒屋とラーメン屋に顔を出しました。新しい薬の効き目か、たまたまC子が眠っていたためか、夜中過ぎまで何とか持ちこたえました。でもやはりB子は暴れ出したので外食過食のはしごです。どちらの店でもかなりの詰め込み状態でしたが、お酒を飲むことで少しはごまかそうとして、ビール中瓶二〇本、冷酒も一升近く飲みましたが全く酔いません。酔わないからやはりアル中にはなりませんネ。それにしても私の身体はどういう構造になっているのでしょう。

昨夜もあまり眠れませんでしたが、C子はまだ眠っているので大急ぎでこの手紙を書いています。武さんが知らせてくれた漢方薬も試してみようと思っています。K病院には漢方薬外来というのがあるので、そちらに行ってみようと思います。今の内科の先生に、「漢方薬を……」と言うと、「勝手にしろ!」とか言われそうですから……。

武さんは神島でどういう時間を過ごせたでしょうか。私はもう何年も海なんて見ていませんが、これから先、海に行く機会があるとしたら絶対に横には武さんがいて欲しいと思います。でもうつの動悸じゃなく、ドキドキの動悸で心臓がパンクしてしまうかもしれませんネ。

では、また書きます。星の王子サマ。

あい子

ＰＳ

送って下さった月刊『××』は興味深い雑誌です。東京でも販売しているのでしょうか。あれば、毎月読んでみようと思います。武さんはもう連載しないのですか?

私のかわいい息子、娘たち(?)の写真を送ります。[1]武さんの写真も楽しみに待っています。一つ質問です。〔……〕[2]。

（1）以前飼っていた猫や犬の写真が手紙と同時に送られてきた。
（2）プライバシー保護のため割愛する。

# 八月十三日

武様

十二日火曜日に手紙を受け取りました。久しぶりにお昼近くまで、途中何度か目は醒めましたが、五、六時間眠れました。本当は島津先生の本が面白くて、眠らないでいっき読みしたかったのですが睡魔の勝ちでした。ここ二、三日、C子は小康状態です。でも、もぐら叩きのように、C子が引っ込むとB子が昼間から顔を出して本当に困ったものです。

私は、武さんの言う通り、生まれ変わりたがっているのだと思います。武さんの手記〔同〕を読んだことが、新しいあい子誕生のきっかけだったように思います。何しろ年賀状、暑中見舞い、クリスマスカード、etc、以外で書くというのは二十年ぶりくらいだったかもしれない。〔手紙を書くことは〕まどろっこしくて嫌いだったのです。どこの誰ともわからない武さんに写真まで入れて手紙を出したということは本当に自分でも驚きです。そして武さんからの返事は、瀕死の人間を蘇らした人工呼吸のようなものでした。

悪い癖なのですが、私は人間であろうと動物であろうと、最初に会ったときとか話したときの何かしらのインスピレーションで、相手を○、×と決めつけてしまうのです。○の人はその後私に対していくら嫌な思いをさせられようと○から△にはなっても×にはならないのです。反面、一度×だと思うといくらよくしてくれても×から△にはなっても○にはならないのです。容姿とか年齢じゃなくて何ていえばいいのかよく分からないのですが。とにかく灰色のない黒白思考なのです。——摂食障害になる人の思考の一つなのですが……。今まで男性で○の人はいませんでした。今のBFにしても○ではなく○ぐらいから始まり徹底的にフェンスを張っていましたからネ。武さんの手紙にも最初は、「私は男性は駄目です」ということを書いたように思います。武さんへのフェンスは崩れつつある自分が嬉しいような恐いような複雑な気持ちです。

今思うと、この極度の男嫌いじゃなくって性的嫌悪によって私のお店は大繁盛したという部分もあるのですが……。ほとんどのお客さんは、駄目と言えばよけいに何とかしようとして通って来る人がいっぱいいいましたから……。これでもか、これでもかといろいろなものを差し出されても駄目なものは駄目だから絶対に堕ちないのです。だからいまだに当時のお客さんたちとも良い関係でいられるし、今こうしてブラブラしていられるわけですしネ。

武さんにここまで心が引かれる感覚は、日ごろ感情のない私にとって苦しくもありますが心地よいものです。

さて、ここのところかおりちゃんのことは書きませんでしたが、彼女は今アルコールと援助交際はもちろんですが、相手の心をコントロールするパワーゲームの人間嗜癖にはまっています。一応、援助交際で知り合った三十歳過ぎの男性とつき合っているのですが、その人はとてもいい人なので彼女には物足らないのです。どうしても危険な人、危険な人に引かれるようで、彼とのデート以外の日は上野やら二丁目やらに繰り出してみずから自己破滅的な行動をとっています。被害妄想の強いかおりちゃんは何もかもうまくいっている状態が非常に心地悪いらしく、島津先生曰く「アル中の妻病」の立場でないと安定しないみたいです。やはり私には理解しがたく、今は理解してあげる余裕もないので少し距離を置いています。せっかくデビューして人気も出てきたというのに、拒食も酷いみたいです。

最近購入した本を書いておきます。[1] 私のことだから面白かったものはその都度知らせると思いますが、武さんの興味のありそうな本があったら知らせて下さい。読み終えたら送ります。――実際本が増えすぎて困っているのです。

『「自分のために生きていける」ということ』斎藤学
『「家族」はこわい』斎藤学
『あなたの心が壊れるとき』高橋龍太郎
『アダルトチルドレンと少女漫画』荷宮和子
『コントロールドラマ』信田さよ子
『「絆」の時代　子どもたちを守るための心理学』富田隆

『不確かな存在たち　町澤静夫の記録』常蔭純一
『精神鑑定』小田晋
『顔をなくした女』大平健
『凍りついた瞳が見つめるもの　被虐待児からのメッセージ』椎名篤子
この手紙は十五日からのキャンプの前に届くでしょうか。武さんが楽しい時間を過ごせることを祈っています。そして私もずっとずっと伴走させて下さい。では、また書きます。
大切な武さんへ。

あい子

（1）『「自分のために生きていける」ということ』（斎藤学、大和書房、一九九七年）、『「家族」はこわい』（斎藤学、日本経済新聞社、一九九七年）、『あなたの心が壊れるとき』（高橋龍太郎、扶桑社、一九九七年）、『アダルトチルドレンと少女漫画』（荷宮和子、廣済堂出版、一九九七年）、『コントロール・ドラマ』（信田さよ子、三五館、一九九七年）、『「絆」の時代』（富田隆、碧天舎、一九九七年）、『不確かな存在たち』（町澤静夫監、常蔭純一、径書房、一九九六年）、『精神鑑定』（小田晋、青土社、一九九七年）、『顔をなくした女』（大平健、岩波書店、一九九七年）、『凍りついた瞳が見つめるもの』（椎名篤子編、集英社、一九九五年）。

# 人生最後の物言い

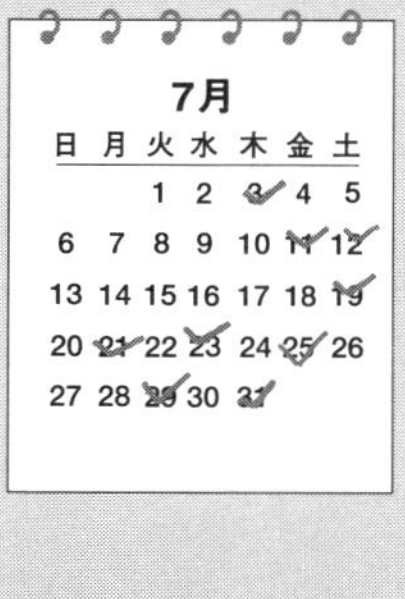
7月
日 月 火 水 木 金 土
1 2 3 4 5
6 7 8 9 10 11 12
13 14 15 16 17 18 19
20 21 22 23 24 25 26
27 28 29 30 31

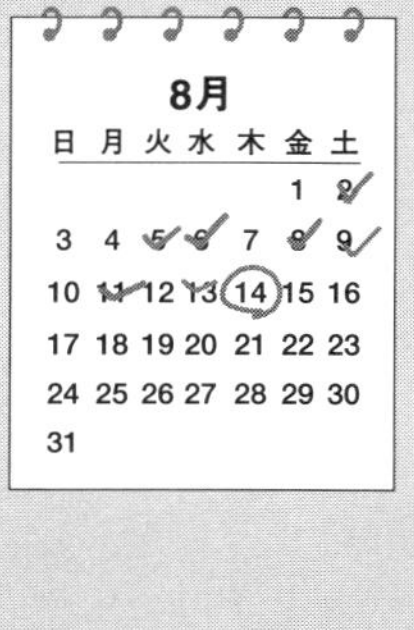
8月
日 月 火 水 木 金 土
1 2
3 4 5 6 7 8 9
10 11 12 13 14 15 16
17 18 19 20 21 22 23
24 25 26 27 28 29 30
31

だから、人生は終わることはなかった。

# 八月十四日

武様

昨日、「ここ二、三日はC子は小康状態です」と書いたばかりなのに、突然うつの台風発生です。まだ上陸はしていないといったところでしょうか。でも明らかに近づいています。何もできないこういう嫌な気持ちのときは、いつもならお掃除に走るのですが、武さんへの手紙〔を書くこと〕の方が最近は掃除強迫に勝っています。

朝から、新しく買った方の手記〔『うつ病者の手記』〕を読み直しました。もう何十回となく読んでいるから丸暗記状態にもかかわらず、新しい本だと何となく緊張します。そうしているうち私も手紙を書きたくなりました。でも本当は面倒臭くもあるのです。書きたいことは頭の中を渦巻いているのになぜだかペンが進まない。

最初に武さんの本を買ったのは三月の終わりころでした。いつものように一〇冊ほど買った中の一つでした。そのころの私は本当に危なかったのです。死ぬということを頭に置いて一つ一つの整理をしていました。形見分けの遺書も書いて、通帳を見たとき一瞬「あー全部使い切りたかったナ」と思ったけど、今さらあせって使う気にもならなくて……、「いくら稼いだところで本当に棺桶の中にまで持っていけないのだから、世間の人ももっとのんびりすればいいのに……」とか考えていました。

『完全自殺マニュアル』を何度も読み、（自殺するなら）やっぱり薬では失敗したら困るから飛び降りしかないと思いました。どうせならテレビ局とか新聞社に声明文でも書いて飛び降りる瞬間を生中継してもらおうと思っていました。そうすれば、年末のスクープ映像とかの番組で流してもらえるし……。場所もお台場のフジテレビ新社屋――フジテレビには何人か友人がいるので出入りは簡単です――東京湾を見ながら飛び降りることを決めていました。「いっそのこと両親も呼んで見物させてあげよう。泣き叫んで説得したって駄目だということを見せつけて、少しの間、悪夢に悩ませてあげよう」とも思っていました。後は日時を決めるだけでした。週間予報とかを見ながら「早朝にしようか深夜にしようか、夜の方がめちゃくちゃの死体が写りにくいかな」とか、「何を着ておこうか、全身シャネルにしよう」とか……[1]。

とりあえず買ってきた本を読んで時間潰しをしていました。武さんの本も、最初は、もう治癒した人が書いたものだと思っていましたから、それまで何十冊もそういう本は読んできて、「治った人の話を読んでも仕方ない。その人はたまたま治ったから書けているんだ！　私は治らない」というふうに思っていました。そういった本を読むたびに一層絶望感が酷くなるので、手記（同）はたぶんそのときに買った本の最後に読んだと思います。「よし！　この本で絶望感をより酷くして死んでやろう」。手記を読んだのは四月に入ってからだったように思います。もうそのとき、自殺の決行は六月十三日金曜日に決めていました。笑っちゃうでしょう。

手記を読んでみてなぜだか武さんのことが気になりだしました。それから毎日毎日読んでいたと思います。私の人生最後の仕事が武さんへの手紙だったはずなのです。そして、六月初めに届いた返事によって私の決行が薄れていったのでした。でも、そのときはまだあきらめたわけではなかったのです。最初のころは、「武さんに今までの自分の棚卸し[2]を書いていこう。それからでも遅くはないし……」と思っていましたが、最近の私の手紙は過去のことより毎日のできごととか感情を書いていますよネ。きっと少しは生きることに前向きになっているのだと思います。

　去年の三月、ママが二度上京しました。最初は音信不通であった私の様子を見るため、二度目は妹の引っ越しのためでした。最初のときはいつものように私のところにずっと泊まって、私もママを楽しませるために無理をしてスケジュールをびっちり詰めて毎日遊び惚けていました。

　二度目のときは妹の手伝いに来るのだから私の家には来ませんよネ。その上京の二、三日前、私は明け方眠っていたのに突然酷い痛みで目を醒ましました。とにかく顔が痛くて痛くてどうしようもないのです。まるでボクサーにでも殴られたような痛みです。鏡で顔を見ると顔中にパンダのようなまっ黒の青たん〔痣〕ができているのです。救急車で病院に行き、モルヒネを打ってもらったのにどうにも痛みはとれません。顔中腫れあがり、内科に行っても外科に行っても原因不明。口の中は歯茎にいっぱい穴が開いて膿が出っぱなしです。

　次の日、お岩さんのような顔のまま島津心療クリニックに行きました。大庭先生に、内科でも外科でも原因不明だと言われたことを話すと、

「うつの症状の一つでしょう。きっとお母さんが妹のところに行くのが嫌でSOSの症状として出ているのでしょう」

と言われました。そんな馬鹿な……、でも顔は事実なのです。結局そのときは最後の日だけは〔ママは〕私の家に来ましたが、毎日塚ちゃんに運転手になってもらい、痛みをこらえて妹とママの様子を見に行っていました。手伝うこともできないのにずっと二人を監視しているのです。

本当にこの二、三年、期間は短くても年がら年中原因不明の症状、目が見えない、声が出ない、足が動かない、四〇度を越す高熱、〔食べ物の〕詰めすぎの〔による〕胸の骨折などなど……、心も痛い上、身体も痛い限界が今年の春だったのです。

そういういろいろな症状のときでさえ、B子はしっかり現れました。でも、不思議なことに過食をするとそちらの痛みの方が勝ってしまって、一時的には原因不明の症状は消えていたのです。そのころは一日中身体の中を蛇が動き回っているような嫌ーな気持ち悪い感覚もあったと思います。胃の中をぐにゃぐにゃはいずり回っている蛇を食べ物で押し潰すように詰め込んでいました。次から次へと症状でSOSを出しても、受け止めて欲しい両親は逃げてばかり……。

きっと今年初めの父の選挙のとき、死にたいとも言ってないのに、

「自殺するのなら今忙しいから後にして欲しい」

と言われたときが、私の絶望の極限状態だったように思います。それからは〔私は〕生きてはいるけどあっちの世界に行ってました。

武さんの本が私の人生最後に物言いをつけたのです。なぜか今日の私は攻撃的ですネ。まるでたった一度の過ちで妊娠でもした女性が相手の男性に責任取って下さいと責めているようです。そんなつもりではありませんから安心して下さい。

かなり、ワイルドピッチになってきましたので今日はこの辺でペンを置きます。また書きます。

大切な武さんへ。

あい子

また、不眠モードに入ったようなのでもう少し書きます。改めて手記を読み出したらはまってしまいました。何度も何度も何度も試験の前日の教科書丸暗記のように強迫的に読み返しています。でも面白いことに武さんが看護婦〔女性看護師〕さんを誉めていたり、恋愛してとか書いてある部分はクリップでとめて見ないようにしているのです。またおかしなやきもちに過ぎないのですが何か面白くないのです。

私には今の武さんと本の中の武さんがどうしても一致しません。もちろん、月日が経っているのだから変化はしているでしょう。いつも私の手紙を冷静にキャッチしてくれる武さんがこんなにも苦しんだ時期があり、現に今も定期的に体調を崩しているのであれば私が一方的に、「聞いて、聞いて……」と甘えているのは大変な苦痛を投げつけているのではないでしょうか？　そう思っているのに頭の中は武さんに伝えたいことだらけで……、でも何て表現していいのかわからないいら立ちで軽いパニック状態です。いっそのこと、カセットテープに言葉を吹き込もうかとも思いましたが、ビデオを撮ることもできない私がそんな方法など分かるわけもないし……。一体全体どうしたらいいのでしょうか。

以前武さんは日記を書くことを勧めてくれましたよネ。でもそれは実行していません。自分のために書く気になれないのです。武さんへの手紙が日記のようなものです。ただ、ここ十年以上、毎日の睡眠時間、飲んだ薬の種類と量、簡単な体調などは書きとめています。もともと、食事制限、水分制限がありましたから、食事のカロリーとか塩分計算をするのは習慣になっていましたからネ。過食とうつになってからはすべて自分にしか分からない記号です。

武さん、本当に私からの手紙は迷惑ではないですか？　武さんのことだからいい人モードになって、ストレスになっていないでしょうか？　私は何の役にも立ちませんけど、たまには武さんの不愉快な感情とか心配事とかも私にぶつけて下さい。手記に出てくる武さんのことを考えると、どうしても母親的A子になってしまい、手紙を書き出すと「あい子ちゃん」になってしまいます。こうしてガンガン手紙を出すことによって嫌でも武さんをA男にしてしまっているのではないでしょうか？　心配です。

この便箋がなくなったので、また書きます。

あい子

（1）自殺することを決めたときは何か晴れ晴れとするものであり、心に余裕ができるのである。

（2）摂食障害者、アルコール依存症者、アダルトチルドレンなどのグループミーティングで、今までの自分を語ること。相手を否定せず、討論せず、言い放し聞き放しを原則とする。心理カウンセラーを前にして語ることに劣らぬ治療的効果もある精神療法の一つ。

# 告白

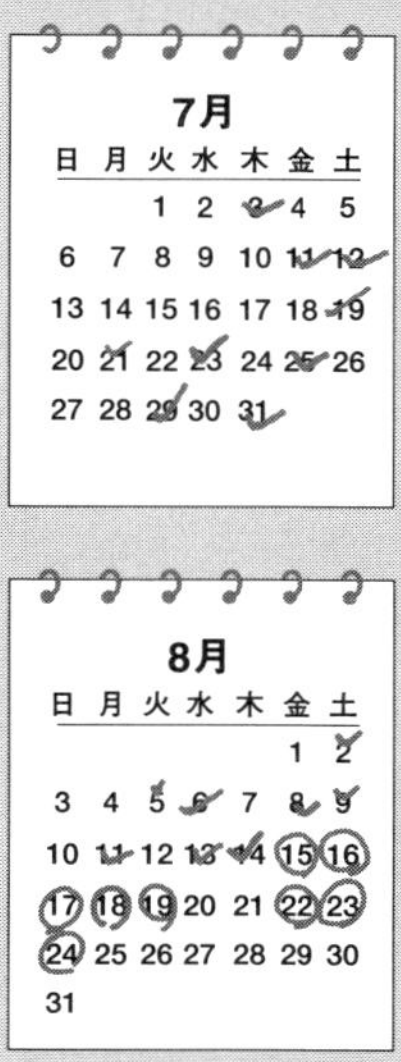
7月
日 月 火 水 木 金 土
1 2 3 4 5
6 7 8 9 10 11 12
13 14 15 16 17 18 19
20 21 22 23 24 25 26
27 28 29 30 31
8月
日 月 火 水 木 金 土
1 2
3 4 5 6 7 8 9
10 11 12 13 14 15 16
17 18 19 20 21 22 23
24 25 26 27 28 29 30
31

不器用だけど、かわいらしく。
生まれてはじめての感情かもしれない。

# 八月十五日

武　様

十二日付の二通の手紙を十五日金曜日に受け取りました。昨日から東京はぐっと涼しくなっています。武さん〔と編集者のT・Tさん〕の神島行きは楽しい時間を過ごせたようで私も嬉しくなりました。

Tさんという方は私が出版社に電話をかけたとき、お話した方でしょうか。本当に優しい人だなあと感じたことは覚えています。出版社の人というのは敏君の仕事を通じていろいろと接する機会はありましたが、どうもインチキ臭い（?）人が多くてあまりいい印象はなかったのですが〔その〕出版社の方〔T・Tさん〕はとても丁寧に対応して下さいました。

今日から武さんはキャンプでしたよネ。今ごろ何をして過ごしているのでしょうか。

私は今こうして書いていますが、昨日も今日もつい先程まで、ペンを持っても何も書けなくなっていたのです。この二、三日、また武さんの手記〔『うつ病者の手記』〕を読み返し、今、武さんの日記の部分は何月何日は何をしていたかとかそらんじてしまっています。改めて武さんの表現力の豊かさに驚かされ、新たな感想を書こうと思っているのですが、書きたいことがありすぎて何から書けばよいのか分からなくなって混乱状態です。この手紙は武さんがキャンプから帰って読むことになるでしょうが、これを読んだら武さんの体調を壊すことになるかもしれません。頭で考えているることをどう表現していいのか分からなくてペンが進まないのだと思います。支離滅裂な文章になると思います。ところどころでは武さんの手記〔同〕の表現を使わせてもらうかもしれません。

まず、以前手紙はうざったいと書きました。実際、手紙というのは昔の国際電話での会話のようにタイミングがずれますよね。「今日は最悪だ」と書いて、二日後くらいに武さんが読んで大急ぎで返事を出してくれても私のところに着くのはまた二日後。運良くすぐ受け取ってもそのときは絶好調かもしれません。日々のできごとだけならどうってことないのですが、感情のタイミングはずれてしまいます。でもこれがナカちゃんとの電話でのやりとりだけのコミュニケーションでしたら最近の私のようにしゃべれなくなったらアウトです。だからやっぱり手紙でよかったよかったと思っていたのですが、昨日、今日のように書きたくて仕方ないのに書けないというのは、もしかしたらもう武さんとこれっきりになるのかもしれないという恐怖心を煽ります。

この数日間の不快感は、武さんの言うところの「意識に油膜が張ったような」感覚でしたが、やっとはっきりしてきました。今は極度の不安です。不安といってもいつものただ漠然とした原因のない不安ではなく、手記を読み返し、武さんが結婚願望が強いということへの不安なのです。上手く表現できませんが、最初私はこんなに武さんに心を捕らわれるとは思ってても見ませんでした。

初めて〔手記を〕読んだときは、ただただ共感を覚えました。すべての部分にです。例えば「自殺するか甥の写真を破り棄てるかの二者択一」という部分、私は「自殺するか過食に走るか」という感じです。後半の「不安と抑うつ」の部分も私の感じていたことをそのまま文章で表現してもらえたように思えました。

私は今、自分のこのB子とC子が憎くて仕方ないのです。これさえなければ武さんに対して「愛しすぎる女たち(1)」ができるのに。もちろん自分がうつ病になったから手記を読み、おつき合いができているということは頭では十分分かっています。もし、私がうつ病でなかったら、過食症でなかったら、もっと若かったら、もっときれいだったら……。結婚願望の強い武さんはいずれ誰かと結婚してしまうかもしれない。私の手の届かないところに行ってしまうかもしれない。かおりちゃんのことを、被害妄想の強い「アル中妻病」だなんて言っていられません。私の思考回路もすべて、「……たら」、「……れば」になってしまって自分を責めてしまいます。まるっきり中島みゆきの世界です。

シャーリーン〔『平気でうそをつく人たち』の登場人物〕と私は同じです。私は行動に移さない、いや移せないだけです。「私が武さんを好きなのだから武さんが私を嫌いでも関係ない。たとえ嫌われようと私は好きなのだ。自己中心的でわがままで横暴、そして共依存的な私。武さんに対して、私は病気だから、私は年上だから、私が男性を好きになるわけがない、武さんは神様なのだ、私には感情はないのだからこれは妄想なのだ……」と自分で思い込むように努力してきましたが、あまりの恐怖にみずから弾に向かって飛び出していく兵士のように私の心と頭も自爆してしまいました。「もし、武さんが好意を持ってくれているとしても、こんな病気持ちの私はそんな資格はない、私は駄目な人間なのだ」と。あの自信過剰の傲慢な私はどこに行ったのでしょう。

寝ても醒めてもその人のことしか考えられない想いを誰でも思春期に一度や二度は経験すると思いますから、成長過程の「あい子ちゃん」がまさに今その真っ直中にいるのかもしれません。相手の人のことを考えると夜も眠れないのではなくて、眠れない時間が武さんで一杯になってしまってどうしていいか分からないのです。

これは過食においても同じです。過食への抵抗もありとあらゆることをやってきました。眠りに逃げようとしてハルシオンを一〇〇錠一度に飲んだこともありました。でも駄目でした。しかし食べ物は手を伸ばせば届きます。届くから駄目なのでしょうか。今の私は、卵が先か鶏が先か、もしくは 10÷3＝3.333333……を永遠に考えているようなものです。

もうどうしようもない感情をすべて手紙にぶつけようと思ってもなかなかペンが進まないのですから苦しいです。こんなに好きになってしまうのなら、過去の私をさらけ出すのではなかった。それでもいいと言ってくれても私はふさわしくない。いったい全体、どういう答えが欲しいのか、どっちにしても自分を責めて悪循環です。やっぱり過食のように下剤である程度スッキリというわけにはいきませんネ。

武さんのことだけで頭の中が一杯になるのならまだよいとして、しっかりB子もC子もつきまとっています。うつ病には抗うつ剤、不安には抗不安剤、不眠には睡眠薬、アル中には抗酒剤……、がありますが、買い物依存症、過食症につける薬がないのと同じで恋の病にもつける薬はないのですネ。ついこの前まで、私は素敵な恋をしていると喜んでいたのが、ここにきて大爆発です。嵐の過ぎ去るのを待つしかありません。今日だってこんなことじゃなくて他に書きたいこともいっぱいあったのにこれを書かなきゃこの先、他のことは本当に何も書けなくなると思ったので支離滅裂の今の私の感情を書きました。

言いたいことをいつもいつも飲み込んでストレスをためて病気になったのだからはっきり言ってもいいですよネ。来年のバレンタインまでなんて待っていられません。私は何を捨ててもいいし、何も望みませんがせめて好きでいさせてくれるくらいは許して下さい。

——少しスッキリしました。次の手紙は武さんの体調を崩さない手紙が書けますよーに。

あい子

PS

武さんの言う通り、ナカちゃんの元友人は××さんです。ホモになる男性は高尚であるが、レズになる女性は人間として最も下劣だと言ったら殴られてサヨナラだったそうです。

そして『美味しんぼ』に出ていたから、〔ナカちゃんは〕Oホテルに行きたいのです。彼は『美味しんぼ』を崇拝し過ぎていて、よく私とも喧嘩になります。

あと一言。武さんも教師をしていたころ、女生徒に告白されたりとかあったと思います。恋愛に関して奥手な私は、恋愛＝ドキドキ、ワクワク、ルンルンというお花畑のようなものだけだと思って、恋愛のことで悩んでいる友人とかを馬鹿にしていました。でも、苦しいこともあるのですネ。苦しいけどいつもの原因のない苦しさより楽かもしれない。
またキャンプのこと教えて下さい。

あい子

(1)『愛しすぎる女たち』ロビン・ノーウッド、落合恵子訳、読売新聞社、一九八八年。

## 八月十六日

武様

前回、あのような手紙を出して気持ちを暴露してしまったせいか、また感情のない置物のような、死にたがっているあい子に戻りつつあります。私にとって「命は大切だから自殺はいけない」だの「生きていればいつかいいことがある」だのといった言葉は、「犬も歩けば棒にあたる」ほどの重さしか持っていません。では何で生きているのか？　と聞かれれば、「武さんが悲しむかもしれない」というところでかろうじて踏み留まってい〔るということになり〕ます。それに武さんという「安全な場所」に出会えたわけですから、この自殺願望はそのうち消えていくと思います。

今日十六日土曜日は、夜、神宮外苑の花火大会なので昼間からのバンバンとうるさい音に潰されそうです。早くあっちに向かっているC子をどこかでつまずかせなければ……。

ところで、また手記にはまってしまい、面白く読んでいた島津先生の本は放っているのですが、先生は毎日病院に来て朝から晩まで面接をし、日曜は必ずどこかに講演に行き、テレビにも出て、なおかつどんどん本を書いています。もうそんなに若くないのによく頑張っているなあと感心してしまいます。私は、先生とデイケアに来ている患者さん――信者と言った方がいいかも――たちの前で、

「先生の顔は大嫌いだ」

と言ったことがありました。どうしても先生の視線には心を見透かされているようで嫌なのです。先生の前に出ると蛇ににらまれた蛙のような心境になってしまいます。

先生はよく、

「もうアル中も摂食もパターンが分かってしまって飽きちゃった。面白くない。今は子どもを見たら殺したくなる女性とか、幼児でなければ愛せない男性の患者を見るとワクワクする。楽しくて仕方ない」

と言います。面接でも拒食の子には、

「そんな身体、気持ち悪い」

と言い、泣いてる患者には、

「うるさい」

と怒鳴りつけ、

「もう帰れ」

と追い出してしまいます。でも患者さんは先生に叱られることが一種の快感になっているのだと思います。一時、自助グループの中で〔……〕[1]。

　私は初めの面接のとき、

「三十過ぎて過食症になったら一生治らない」

と言われたことが頭にきて二度と先生の面接はして〔受けて〕いませんが、今ならその言葉の意味が分かります。十代の子どもであれば親も若いからまだ変わる可能性がある。私の親くらいになったらもう変えることはできないから仕方ないです。私には「耐えられない寂しさ」があるのです。満たされないとソワソワしてしまうような寂しさ、例えれば赤ん坊がお腹がすいて「オギャー」と泣いているにもかかわらず、ミルクも与えてもらえずに餓死してしまうような状態。今の食べ物に対する依存が武さんにすり替われば何とかなるかもしれないとも思っています。それが恋愛嗜癖と言われようと「愛しすぎる女たち」と言われようと「アル中の妻病」だと言われようとかまいません。もう私のジェットコースターは動き始めました。嗜癖者の人生はジェットコースター人生です。「もうこりごりだ！　また乗ろう！」カナ？

　これは私の思い違いかもしれませんが、武さんは手記の中で、食事をした後、不安が強くなるといったことを書いていましたよネ。空腹のときの方が調子が良いといったようなことを……。こういう感覚は大きく分けての摂食の一つの感覚だと思うのです。摂食〔障害〕とは拒食、過食だけではありません。ある病気であるがゆえ仕方なくではなくて、毎日同じものばかり食べる人、一つのものしか食べない人、アジシオとか味の素、タバスコなどを何にでも山のようにかけて食べる人とかいろいろありますが、みな一種の摂食障害です。そして食事の後、不安になるというのは、拒食の子が食事＝母親と置き替えて、排除したい母親を自分の中に取り込んでしまったという敗北感から生じるものだと言われています。だから拒食の子がなぜあんなに行動的になれるのかというと、自分の食事＝母親を拒否することによって自分の食欲を完璧にコントロールしているという「勝利の感覚」を持っているからだと思います。反対に過食の子は〔食事＝母親を〕排除したいのにできなくて敗北し、自己嫌悪に陥り閉じこもりうつに向かって進むのです。

武さんもその心理に近いものがあった時期があったのではないかしらとも思うのですが、偉そうなことを言ってすみません。私は今の過食症になる前、しばらくの間やたら香辛料を何にでもかけて食べていたことがありましたから、やはりそのころから摂食〔同〕に入り込んでいたのですネ。また何を書いているのかわけが分からなくなってきました。

それにしても島津先生の書いた本、訳した本はすべて持っていますが、最近の先生の本は本当に面白いと思います。やはり偉大な人です。

話は変わりますが、武さんは手記で、お父様が武さんに対して甘えているというような意味のことを書いていましたよネ。私と母もまるで立場を逆にした一卵性親子です。[2] 私は母のストレス解消の道具です。私がもし結婚でもして新しい家族に一生懸命になってしまったら、母のことまでかまえなくなってしまうからきっと〔母は〕困ってしまうでしょう。本当に、母にとって私はうちでの小槌のようなものだったでしょう。愚痴を言えば聞いてもらえる、遊びには連れていってもらえる、お小遣いはもらえる、海外にも連れていってもらえる、何でも買ってもらえる……。私が母を甘やかせていたのです。というより、そうすることによって私から母が離れられないように仕向けていたのですネ。だから私がこんな病気になって、もう絶対結婚するなんてことは言わないだろうからと、母は私の病気を心の中では喜んでいると思います。

かおりちゃんも以前、

「あい子さんが外に出られなくなって一緒に遊べないのは悲しいけれど、あい子さんが他にお友達を作ることもないから私は安心していられる」

と言っていたことがあります。

武さんが入退院のとき、それがご両親にとってただその日の予定の一つにしか思われていなくても、形だけにしろちゃんと付き添ってくれてるではないですか。私の父など、私が何回入院しても仕事で東京にきていたときでさえ、顔も見せなければ電話の一本もありませんでしたョ。「入院……」とか書いていると、またいろいろなことを思い出して怒りがこみ上げてきました。でもそのことを書いていくエネルギーは残っていないのでそれは次回にします。

それから一つお願いがあるのですが、武さんが手紙を書いて下さるとき、何でもいいですから質問をして下さい。私はそれについて返事を書きます。でも、全く違う返事になるかもしれません。最近、手紙を書きたいのにいざ書こうと思ったらあれもこれもと次から次へと頭の中で考えが溢れてしまって手が追いつかないのです。それでまたいらいらしてしまうのです。頭の中の考えがそのまま文章にでもなる機械があればいいのにと思ってしまいます。それにまた今さら猫をかぶりようもないのに、武さんに嫌われてはいけないというおかしな考えが出てきてしまって……。死にたいとか、心配させるようなことは書いてはいけないとか……。見捨てられ不安だと思います。

では、また書きます。愛しの武さんへ。

あい子

（1）諸事情から割愛する。
（2）未婚時代はもちろん、結婚して子どもをもうけて以降も、まるで姉妹のように仲のよい未熟な母娘のことを、一卵性親子と揶揄して言うことがある。あい子が母親役、あい子の母が娘役になっている。

# 八月十七日

武　様

今日も東京は涼しいです。私は今、三日に一度くらいは四、五時間眠れています。今日は起きたとき、完璧にうつは消えていました。うつはなかったけど、頭も身体も痛くて痛くて……。「B子のときはお腹が痛い、C子のときは心が痛い、A子のときは身体が痛い、と毎日毎日どこかしらが痛いんだなぁ、いつも自分をいじめているんだなぁ、でも心が痛いわけではないからゆっくり手紙でも書こう」と思っていました。

でも夕方から不安がどんどん大きくなってもうじっとしていられないほどです。いらいら、いらいら、いらいら……、こういうときは抗不安剤を増やせばいいんですよネ。抗不安剤はコンスタン、デパス、ソラナックス、セパゾンと手もとにありますが、どれをどれだけ飲めばいいのかも分からないくらい混乱しています。

昨夜、眠る前、「私は寄居虫《やどかり》なんだ。B子、C子にときどき身体を貸してあげてるんだ。でも私の〔本来の私である〕ときだってちゃんとあるんだからいいじゃないか」と結構前向きな気持ちで眠りにつきました。こんなに早く不安に陥るとは……、本当に忙しい身体です。

せっかく今日のテーマは決めていたのに、書けそうにありません。武さんが今日キャンプから帰ってきて私の手紙を読んだら何て思うでしょうか。考えただけで恐怖です。あんな手紙、出さなければよかったのでしょうか。私一人の心に留めておけばよかったのでしょうか。武さんは物ではないのに武さんが欲しくて欲しくて……。ないものねだりをしたって仕方ないのに……、かなり思考が狂っていますネ。

では、また書きます。大切な武さん。

あい子

## 八月十八日

武様

今、八月十八日月曜日、午前七時です。眠れない夜をアファメーションを高める訓練をしていました。これは心の中に潜り、子どものころの自分をイメージしてインナーチャイルドの声を聞く訓練です。今まで何度かやってはみたものの、子どものころの私はどんな顔をしてどこに住んでいて何があったのかさっぱり覚えていないし、母に聞いても、

「そんなこと、今さら思い出したって仕方ないじゃない」

と言われ続けてきましたから無駄でした。

インナーチャイルドは、どんなにイメージしても、インナーチャイルドをずっと押し殺してきて窒息状態になっている人は、耳を傾けて言うことを聞いてみようと思っても何を言っているの

か分からない場合もあるし、子どものころ、人との関係の中でいい体験をしていないと、そっぽを向いて自分の方へ寄ってこないこともあります。そのインナーチャイルドが怨念のかたまりであっても、普通は何かしらの形でイメージできるものなのですが、私は〔十八歳までの〕記憶がないためか今までは何も出てこなかったのです。

二、三時間前、横になってから、また自分を責める「自分いじめ」をやっていました。「私なんて人を好きになる資格はないんだ……」っていう調子で……。

そして何か思い出そう思い出そうとアファメーションをやっていたらこういう光景が出てきました。夢かもしれない、妄想かもしれないのですが…… ――たぶん私は五歳くらいでしょう。妹がまだ赤ちゃんでしたから。妹を連れてどこかに出かけていた、いや家出をしていた母が家に戻ってみると、父が裸で知らない女の人と一緒にいる。またきっと浮気です。そこで大喧嘩が始まり、また母が妹を抱いて出かけてしまったのです。私はどこにいるんだろうと思ってもどこにもいないのです。その場所〔にいて〕、その光景を見ているはずなのに、たとえ虫けらの姿であろうと存在がないのです。では私はその場所にいなかったのかしら？ いなかったのならこの光景は今の私の夢の中のできごとか？ 眠っていたわけではないのだから妄想なのか？ いや違うと思います。見ていたのです。きっといました。五歳くらいの私はそのときすでに自分で自分を透明人間にしていたのだと思います。あまりにリアルで苦しくなり飛び起きて今こうして書いています。

島津心療クリニックのデイケアの一つにミラーワークというプログラムがあります。クローズドミーティングでインナーチャイルドとかトラウマを掘り起こす作業です。週一回、約二ヶ月くらいは続けなければいけないのですが、精神的にかなりつらいプログラムらしくて、専門のセラピストがついての作業です。栗原さんという有名なサイコセラピストの指導なので、私は免除されますが、費用も高いのです。それに毎月何百人という予約があって、それも抽選です。私が自分で予約していたわけじゃなくて去年からドクターが勝手に予約をしていて、三月にその何百人の中から抽選の五人に入れたのですがキャンセルしました。だいたい三月なんて自殺する気でそっちの計画を立てていたわけですから、今さらミラーワークなんて出る気もなかったのです。そのための外出なんて負担になるだけでしたし……。

でもなぜ、今日この場面が浮かんだのでしょう。他には何も思い出せません。昨夜、大きな不安を抱えたままB子でいるとき、久しぶりに母から電話があったからでしょうか。また、いつものおねだりコールでした。六月までは、「香港に行こう、香港に行こう」ではなくて香港に連れてってコールだったのですが、今度はハワイです。声も出ない私に呪文を唱えるように「ハワイに行こう、ハワイに行こう、ハワイに連れてって……」と、「ママと一緒なら大丈夫、ハワイに行ってしばらくのんびりすれば絶対に治るわョ……」と。病気の私におねだりするのですから、「本当にこの人の神経を疑います」と思えるようになりました。

以前、武さん〔の手紙に〕は、実家で〔の〕「育て直し」「育てられ直し」の九年間だったと書いてありましたが、それを読んでとても羨ましく思いました。私は生まれ変わりたくて生まれ変わってもその成長過程においては孤児なのですもの。そして母親役にさせてもらっている武さんをいきなり男性として見ている自分が嫌になって、ここ何日かまた自分いじめをしているのですもの……。

私の過去、毎日がお正月とかクリスマスだと感じていた時間、楽しくて仕方ないと感じていた時間は、面白いことを無理してやっている、面白いと思い込んでそれを演じている「偽りの自己」を生きていたのだと思います。母のおねだりコールを避けている自分を許せない部分がずっとあったのですが、何て冷たい人間だと思っていましたが、避けている私は間違っていないということを認めてあげられそうです。

武さんが魂を削るような死にものぐるい〔の思い〕で書いた気持ちは本当によく分かります。その荒療治を実行できた武さんはやはり凄いと思います。私はその過去や現実との戦いから逃げているのですもの。自分でも分かっています。それでは何の解決にもならないということが分かっていても、病気という衣装を脱がないで甘えていたいのです。偽りの自己を演じていた時間を「楽しくて楽しくて私は幸せなんだ」と思い込んでいましたが、今はその時間ですら、「耐え難い寂しさ」を抱えていたことを認めたためか、楽しい思い出とは思えなくなっています。

私は自分をずっと強い人間だと思っていましたが、それもまた思い込んでいただけで、私の大好きだったA子も本物の私ではなかったのですネ。「家族ホームレス」[1]の私はどうしたらいいのでしょうか。自分探しの旅は長丁場になりそうです。

もう少し書きたいのですが、また動悸が酷くなってきたので薬を飲んで少し横になります。このところ涼しいですが風邪などひかれませんように。
また書きます。大切な武さんへ。

あい子

PS
この怒りを寂しさをもっと母にぶつけてみたいけど「母だって共依存の罠にはまったかわいそうな人なのだ」とまだ思ってしまいます。逃げてはいけないと分かっていても苦しすぎるときは武さんに逃げ込んだっていいですよネ……。

(1) ぼくは手記『うつ病者の手記』の中で「家庭内ホームレス」という造語を用いた。それは家庭の中にいながらも居場所がない、家庭は帰るべき場所ではないという意味合いである。

## 八月十九日

武 様
写真どうもありがとうございました。自殺防止薬としてすぐ目につくところに飾っておきます。
キャンプでは素敵な時間を過ごせましたか？ また教えて下さいネ。

世間ではお盆休みも終わり活動を始めたというのに、私は反対にストップしてしまったようです。さすがに何とか眠れるようにしなければ手足がしびれてきました。思考回路もストップしかかってるみたいでペンも進みません。
今日のところは写真のお礼まで。少しエネルギーを蓄えて、また書きます。

大切な武さん
あい子

## 八月二十二日

武様
残暑なお厳しい日々が続いています。お身体の具合はいかがですか、少しは疲れもとれましたか？ 心配です。私は先週頭がパンクしたせいか何も考えられなくなっています。
二十日水曜日はナカちゃんと二丁目に出かけてきました。私と武さんへの軽井沢のおみやげを持って来てくれたのと、ナカちゃんが選んだ曲を武さんに聞いてもらいたいので手紙を出すときにでも一緒に送って欲しいとのことでした。
実はナカちゃんのお父様はもう何十年来の躁うつ病なのです。うつ状態に入ると、何ヶ月も全く食事もしないでお布団から出なくなってしまい、躁状態になるとあちこちに不動産を買って結局は騙されたり、車を毎月買い替えたり……、そういうお父様を子どものころから目のあたりにして凄く軽蔑していたそうです。私のうつ病と関わったせいで、お父様も本当は苦しんでいるのだろうと思い最近は対応も変わってきたそうです。自分が考えたうつ病の人に良さそうなカセットテープを武さんに聞いてみてもらいたいそうです。

私は二十日はやはり体調はよくなかったのですが、以前、私が二丁目でナカちゃんのためにとナンパしたホモの男の子の店にどうしても行ってみたいと〔ナカちゃんが〕言うので、母親役の付き添いで出かけました。その男の子、カズちゃんを目の前にして、まっ赤になって緊張しまくってもじもじしているだけで何もしゃべれないナカちゃんが〔のことを〕とてもかわいく思いました。私もだんだんいらいらしてきて、長い時間の外出は耐えられそうになかったので、私の方でデートの約束をしてあげて早々にお店を出ました。

ついでだからとマリー&ローズにもちょっと顔を出してみたのですが、ナカちゃんはさっきまでの緊張が取れたのかいきなり熟睡しちゃって、結局朝五時まで幸せそうに眠っていました。カズちゃんとのデートの夢でも見ていたのでしょうか……。その間、私は本を読んだりしていて何をしに行ったのやら……。

そういえば先日、ナカちゃんの友達でもある双葉さんがいきなりアポなしでお見舞いだと言って来ました。私はとにかく誰とも会いたくないのに、

「あなたはどうして私が嫌がることをするの？　私のことを何だと思ってるの？」

と聞いてみたところ、

「あい子は壊れた弁当箱だ」

と言われました。

「僕が弁当箱を持っています。弁当箱はあいちゃん。白いごはんはユウコ、おかずはマキとアヤとミキちゃん。ごはんとおかずは食べたら何も残らない。でも弁当箱は食べられないから残っている。ごはんとおかずは飽きたら毎日種類を代えられるけど、弁当箱は穴でも開かない限り代えられない。その弁当箱もガタがきてボロボロなんだけどまだ残っている。だからあい子は壊れた弁当箱なんだ！」

と分かったような分かんないような説明をして帰りました。

武さんははがきに、「人を好きになるのはそんなに深刻にならなくても……」と書いていましたが、私にとってはそんなに簡単に考えたり口に出せることではないから仕方ないです。だいたいこういう感情は、長年自分の中でなぜだか分からないけどタブーとして麻痺させていた感情ですから、どうしても慌てふためいてしまいます。

やはりペンが進みません。ナカちゃんから武さんへのおみやげのジャムとテープを一緒に送ります。また書きます。どうぞご自愛下さい。

大切な武さん
あい子

ＰＳ
あまりにも閉じこもるのが嫌でときどきナカちゃんと外出していますが、一日でも生活のパターンを崩すと後がつらいです。こういうときは外に出ない方がいいのでしょうか、それとも頑張って出た方がいいのでしょうか？

## 八月二十三日

武　様

好調なペースは取り戻せましたか。私は今、頭も心も身体もすべてがうつのデパートになっています。考えが文章にならなくて書けない、のじゃなくて考え自体何もありません。あるのは嫌な症状の感覚だけです。自殺念慮も強いです。昨日からは目を開けていると顕微鏡で拡大した微生物のようなものがウロチョロ動き回っていて目を開けているのも怖いです[1]。

昨夜、ナカちゃんから電話がありましたが溜め息しか出ませんでした。私がしゃべれなくなると、ナカちゃんは一生懸命A子を引き出そうと意地悪なことばかり言ってきます。でもそれに反発するエネルギーすらありません。

何年か前、彼は私との偽装結婚の披露宴のシチュエーションの妄想を毎日のように見てたそうですが、それが無駄だと分かった今、お葬式の構想を練らなくては……、と言っていました。せめて遺言状に自分を喪主にしておくことを付け加えておくようにと……。冗談のようですがきっと本気で考えているでしょう。

武さんは夏には勝てたみたいですネ。私も「秋になれば何かが変わる、冬になれば何かが変わる」とでも思って頑張らなければ……。このわずかに火がついているろうそくの炎は持ちこたえるでしょうか。いっそのこと入院でもした方がいいのでしょうか。何も変わるとは思いませんけれど……。

では、また書きます。

大切な武さん
あい子

PS
この便箋と封筒もナカちゃんの趣味です。

（1）飛蚊症ではないかと、ぼくはあい子に伝えた。

## 八月二十四日

武様

暑さもいくらか峠を越したように思えます。お手紙ありがとうございました。二十三日土曜日に受け取りました。キャンプでは素晴らしい時間を過ごせたようで安心しました。武さんが〔バーベキューの料理を〕仕切っている姿が何となく目に浮かぶようです。

今日は、昨日の大きな不安がほんの少しだけ薄らいだようで、こうしてペンを持っています。昨夜、夕方から凄い雷と豪雨だったのですが、また無理をしてお寿司屋さんに行きました。武さんからの手紙を見つけたことと、ずぶ濡れになって〔そのことで〕少し不安を洗い流したようです。

昨日は、東京のあちらこちらで夏休み最後のイベント、浅草ではカーニバル、麻布十番ではおまつり、その他いろいろな催しがあったと思います。私は、せっかくのおまつりなのに「気の毒だなあ」ではなくて「ざまあみろ」って感じがしました。

先日のマリー&ローズでもそうでしたがお寿司屋さんでも「あいちゃん、随分太って元気そうになったネ」と言われたのです。黙っていれば健康そのものです。「でも本当は違うんだ、本当は苦しいんだ！　アメーバばっかり見えちゃうし……」。「元気になった、元気になった」と言われることがすごく嫌だなあと思えたんです。私は病気をやっていたいのかもしれません。それにしては症状が酷すぎると思いますけど……。

いざ武さんに手紙を書こうと思っても頭の中はまっ白、いやまっ黒です。武さんは、また子どもっぽい手紙だと笑うかもしれませんが、その日のできごとを小学生の絵日記の文章のようにしか書けません。

最近は、一日のうち十五時間くらいはバッハを聴いています。あまりのいらいらできつねにでも取り憑かれたかのように飛び跳ねたくなるときは別として、耳障りの良い〔聴き心地の良い〕ＢＧＭになっています。

同封してもらった貝殻は、近いうちペンダントにでもしていつも身につけておこうと思っています。ありがとうございました。ここのところ本も読めなかったので少し読書に専念したいと思います。ただ二十六日火曜日の病院へ行くことへの不安と、来週中にあるかおりちゃんの引っ越しを手伝えない罪悪感のようなもので心が締めつけられるような重苦しさがあります。

では、また書きます。

大切な武さん
あい子

# 諍い

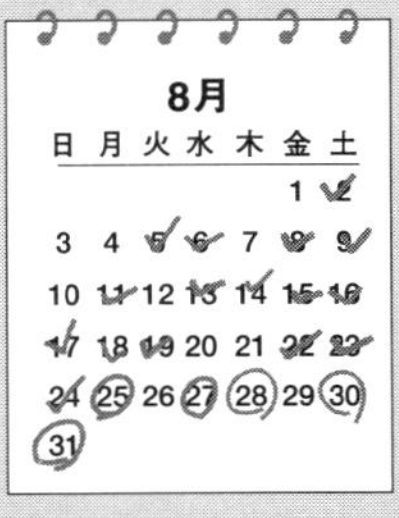
8月
日 月 火 水 木 金 土
1 2
3 4 5 6 7 8 9
10 11 12 13 14 15 16
17 18 19 20 21 22 23
24 25 26 27 28 29 30
31

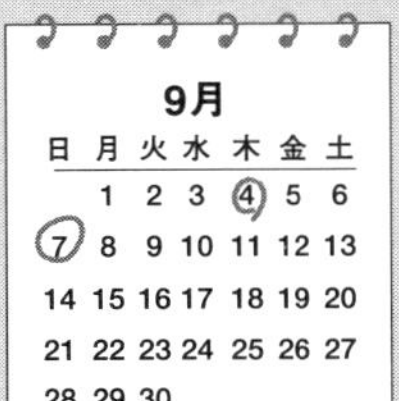
9月
日 月 火 水 木 金 土
1 2 3 4 5 6
7 8 9 10 11 12 13
14 15 16 17 18 19 20
21 22 23 24 25 26 27
28 29 30

あい子は何一つ悪くない。
しかし、ぼくはただ疲れていて、うつで、気難しかった。

# 八月二十五日　その一

武　様

二十二日付の手紙を受け取りました。昨夜一晩中悲哀感で泣いていましたからもう涙も枯れたと思っていましたが、手紙を読んだらまた涙が溢れてきました。

武さんの言う通り[1]、私はとても武さんに依存しています。でもこれは依存じゃなくて恋愛感情です。恋愛している人たち、親子、師弟、グルーピー……、みんな依存関係があるのではないですか？　それがなければ成り立たないと思います。私は、困った関係なのにやめられないといった嗜癖的な人間関係を共依存だと思っています。命の危険まで冒しながら自分というものをなくしながらも人間関係に依存し、離れられないところで病気と呼ばれるのだと思います。感情を持つ人間は誰でも大なり小なり人間関係嗜癖を持っていると思います。よく「人は一人では生きてゆけない」と言うではありませんか。

私は自分を筋金入りの依存症者だと思います。でも、武さんを神様だの星の王子様だと書いていますが、麻原彰晃〔の信者〕的に、武さんが黒いものを白と言えば私も白だと言うような、自分を見失うほどの依存ではないと思っています。今までさんざん、ターゲットを見つけたら何もかも犠牲にしてまで尽くして尽くして相手にとっては大きな迷惑だろうが何だろうがおかまいなしに押しつけがましい親切で、自己満足というコントロールをしてきました。今はやりたくてもできません。もし武さんのそばにでもいたら、ストーカー的にいたれりつくせりをやっていたかもしれません。でも、それを死ぬまで続けても相手に負担をかけなければ、そのことを悔やむのではなく「あー、いい人生だったなぁ」と思えればそれでいいと思います。私は武さんの存在を〔について〕、不治の病にでも冒された子どもとかが、大好きなタレントとかスポーツ選手からの励ましの言葉で生きる意欲が湧いてくるということと同じだと思っています。「愛されすぎる男」でいいではないですか。それだけの価値のある人間なのですから……。

私が臨床心理学の本を読むというのはミーティングに参加しているようなものだと思うからです。デイケアでも自助グループのフォーラムでもワークショップでも断酒会のようなミーティングを重視します。言い放し、聞き放し、誰もそれを否定してはいけない。そこにあるのは事実のみです。その事実を聞くことによって――私が『うつ病者の手記』を読んで癒されたように――みな癒しの感覚を味わっていくのだと思います。

私だって池波正太郎にハマったこともあるし、お友達のI・SちゃんやFさんのものも読みます。エッセイもよく読みます。でも今はどうしても心理学の方に向いてしまいます。島津先生にしても真面目な精神科医からは非難されそうな人だと思います。私もさんざん地方の病院まで〔行って〕ドクターショッピングをして分析医にもかかりましたが、何より島津先生の言っていることは分かりやすいのです。言葉が漢字ではなく平仮名なのです。島津先生が日本一だとは思いませんが、摂食とアルコールに関しては、患者の数だけは一番診ていると思いますし……。

もちろん私はまた筋金入りの強迫神経症です。この性分が治るとは思いませんが少しでも軽くなりたいとは思います。例えば過食の症状がなくなったとして、アルコール、ギャンブル、買い物など他のものに〔依存対象が〕すり替わってしまうだけなら、自分を傷つけない〔程度の〕他人への人間嗜癖でいいと思います。それを武さんが重荷と感じるならごめんなさい。

アファメーションとかインナーチャイルドに関してはまた書きます。

武さんは二通目の手紙で「ぼくがいくつか質問したらよいのか、ただあい子さんの書きたいままに任せるほうがよいのか」と書いてあったし〔いたし〕、その後も「何でもいいから知りたい」ということも書いて下さっていました。だから「質問して下さい」と書いただけです。これが依存といえるのでしょうか。私なら知りたいです。武さんの身長とか血液型とかとにかく好きな人のことなら何でも知りたいです。

「書きたいことが何もない」と〔いうことと「書くことがない」ということとが〕同じことと言うのは少し酷いと思います。きっと私は子どものころ、秘密があまりにも多い家庭で育った反動か、好きな人には自分の感情とかできことをすべてさらしてしまいたくなるのでしょう。でも作文とか感想文は苦手です。武さんは書くことが楽しみで、自分の考えをすらすら文章で表現できる才能があるから感じないでしょうが、私はどうにも自分の気持ちをうまく文章にできません。「うざったい」というのは「面倒臭い」じゃなくてそのことへの自分への憤りです。

悲しいけど武さんに正直に書いてもらってよかったと思っています。たとえ武さんに嫌われても私は手紙を書くでしょう。私の中で武さんは命綱ですから……。またこんなことを書くと重荷だと言われそうですネ。
では、また書きます。

大切な武さん
あい子

（1）「あい子さんは前に手紙を書くのは『うざったい』と書いていましたが、ぼくも最近はあい子さんに向けて手紙を書くのが少し『うざった』くなりつつあります。まっとうな恋愛関係だと、コミュニケーションをとるたびに相手の中に新しい発見とときめきを見いだすのですが、最近のあい子さんの手紙にはそういったときめきを感じさせるものが少なくなっているように思います。手紙のやりとりを初めてから約三ヵ月、カウンセリングだと膠着状態にはいる時期です。それと同じなのかも知れません。『愛しすぎる女たち』とは言いますが、今のぼくにしてみれば『愛されすぎる男』です。恋愛関係にあるつもりが、いつの間にか単なる依存関係に陥っているようでぼくにはそれが重荷なのです。」（一九九七年八月二十二日付、ぼくの手紙より抜粋）

## 八月二十五日　その二

武　様

この手紙は少し意地悪なあい子の手紙です。私は二十二日付の手紙を受け取ったのが二十五日でよかったと思っています。二十六日の病院に行く前だったらきっと病院など行く気にもなれず、ドクターの前でも何も話せなくなっていたでしょう。だって田崎先生に、「うつが酷くてつらいけれど武さんがいるから頑張らなきゃ」といった意味の話をしようと思っていたからです。

武さんの手紙を改めて何度も読み返し、「この人はうつ病のプロではあっても、恋愛のエキスパートでもカウンセラーでもない。ちゃんと普通の男性なんだなぁ」と思いました。

私は最初のころ、武さんのことを、「あるときは父親代わり、あるときは学校の先生、あるときはお医者さん、あるときは彼氏として接するでしょう」と書いたと思います。それはもちろん依存するからできることです。見ず知らずの人をいきなり連れて来られて「はい、あなたのお父さんですョ、彼氏ですョ」と言われたって「はい、そうですか」ってわけにはいかないでしょう。愛情（依存）があるから奇跡だって起こるのだと思います。――依存と言っても、私は武さんをコントロールしようなんてこれっぽっちも思っていませんから。特に私のような対人恐怖、男性恐怖の人間にはなおさらのことでしょう。

でももう私は走り出しました。嫌なら武さんは逃げて下さい。今、私は思うように身動きできませんから、とっ捕まえて押さえつけることはできません。逃げるのは簡単です。

では、また書きます。

# 八月二十七日

大切な武さん
あい子

武　様

お加減いかがですか。どうやら私の手紙が武さんのキャンプの疲れを増長させたみたいで……、ごめんなさい。

二十二日付の手紙を読んだとき、最初は見捨てられ不安と自分の甘えと思いやりのなさのような罪悪感で一瞬いっぱいになりました。それから、「武さん、調子悪いのカナ」という感じと「武さんのうつはすっかり治ったのカナ」という全く反対の感じでした。こうして書こうとしても、またときめきを感じさせない失望させるだけの文章になったらどうしようと思ってしまってなかなか文章になりません。書くことが少し怖くなりました。武さんだってうつ病を完全に手放しているわけではないのですもの。調子の悪いときにおかしな手紙を読んだらよけい酷くなりますよネ。

私も最近、黒い大きな鳥に覆われたような不安といらいらで爆発しそうです。一人暮らしだからいいようなもの、もし誰かがいたら大暴れしていると思います。このいらいらが少し薄らいでからでないと、また私の手紙は武さんの体調まで乱してしまいそうなので、少し落ち着いてから書きます。——二十六日の病院のこと、島津先生のことなど書きたいのですが頭の中が混乱しています。

ひたすら、武さんが落ち込みから起き上がれるようお祈りしています。

あい子

## 八月二十八日

武様

その後、いかがですか。何か私にできることがあれば……、とも思いますが、何もできない自分が歯がゆいです。

私は？　というとやはりいらいらと不安が酷いです。もういてもたってもいられない。部屋中ウロウロ歩き回ったり、何をしでかすかわからない不安で一杯です。まるで過食が始まったころの〔気持ちと同じで〕何で？　何で？　どうしちゃったの？　何でこうなっちゃったの？　って感じです。今、書くことより過食よりいらいらのほうが勝っているのですが、どうしても一つ気になることがあるので書きます。

それは武さんが、〔手紙で〕島津先生を「山師みたいなもの」と書いてあった〔いた〕ことです。私の文章から判断したのだから私の書き方が悪かったと思います。先生は本当にふざけたような講演とかするのですが、口だけでなくてその行動力は凄いです。東京では摂食〔障害〕の自助グループを作ったのも、アルコール依存症者の自助グループを作ったのも、虐待されている女性、子どものかけ込み寺を作ったのも、虐待する親を指導する場所を作ったのも、すべて島津先生が中心となっています。そして、うつ病を東京都に難病指定に認めさせたのも島津先生です。

私の通院している島津心療クリニックというのは東京のど真ん中の××町というところにあります。××町という閉鎖的な町に、早く言えば精神病院を作ったわけですから……。出入りする患者だって一歩間違えば犯罪者にすらなる可能性のある人たちばかりです。まわりの住人だって怖いと思いますョ。殺し合いになりそうな家族とか、いろいろなアディクションを持っている人たち、衝動性人格〔障害〕の人たちの集まりですものネ。もちろんいろいろな人たちの援助はあったのでしょうが、先生は個人であの病院をつくったわけですから……。そして、スタッフは、ドクターとか弁護士さんなどの専門の人以外はみな先生に治療を受けていた患者さんのボランティアです。だから島津教の信者とか言ったのですが……。私だって少しでも回復すれば電話番でも掃除でも何でもいいからやりたいです。

先生はいつも「病気になっておめでとう。何かに依存したっていいじゃないか。依存物があるだけでも幸せだ。それは身体がそれを求めているんだから……。ただ、その依存物が反社会的なことであったり〔依存が〕あまりにも酷い場合は対象を変えていったり少し軽くなるよう考えましょう」と言っています。「病気になっておめでとう」と言うのは、病気になったおかげで今までの人生にタイム——自分と周囲を見つめ直す時間——がかけられるという意味だと思います。
うまく書けませんが、先生の場合、啓蒙書を書いて荒稼ぎするといっても、書いても書いても借金は減らないと思います。私自身、「先生の心の中に棲みつきたい」ではないのですが「先生の前で死んでやろう」と思っていた時期がありました。やっぱり何千人という女の子のお父さん代わりになって毎月何百通という手紙の返事をいちいち書くわけだから大変ですよネ。
さて田崎先生の診察ですが、もうガックリするようなやり取りでした。例えば、
A「先生、目の前を何かが動きまわっているんですけど……？」
T「いやー僕は分からないなぁ。眼科に行ってみる？」
A「お薬の副作用かしら？」
T「今まで聞いたことないョ」
A「どうしてこんなにいらいらしちゃうんでしょう？」
T「ウーン、分からないなぁ。でもいらいらする必要が何かあるんじゃないの。自分では分からなくても何か原因はあるんだョ」
A「それって何ですか？」
T「分からないなぁ」
A「何で記憶が戻らないんでしょう？」
T「思い出したら生きていけないんじゃないの。自己防衛だよ、きっと」

という調子で何とも頼りないのですが、私にとってはちょうどいいんだろうナとも思います。だって「これはこうでこうなったのですョ」とか言われたら、症状が消えなければ、また私のことだから、「どうして、どうして、どうして……?」とそれにとらわれてハマってしまいますからネ。そして、抗うつ剤の処方を変えてもらいました。そんなにしょっちゅう薬を変えるのはよくないと言われそうですが、最近自分に合った種類が限定されつつあります。

診察を待っている間、煙草の火を押しつけたような痣が身体中あちこちにある赤ちゃんを抱いている若いお母さんを見かけました。

「毎日毎日、今日こそ殺してしまうかもしれない。こんなことやりたくないのにやってしまう。止められない」

と泣いていました。赤ちゃんもかわいそうだけど、お母さんもかわいそう。

最近、ニュースでまたオウム(真理教、当時)の問題が取り上げられていますけど、私もチャンスがあれば入っていたでしょう。いまだに思います。オウムがやっていることはよくないけれど、分かってはいるけれど、オウムにでも入っていればそして自分いじめだけやっていればうつにはならなかったかもしれません。まだ私もおかしいですネ。

人間の心の中にやはり神様は必要だと思います。人は極限の場で、神サマ、仏サマ……、って祈るではないですか。その神サマが、麻原のような悪人だからオウムは悲惨だったけれど、島津先生とか、私でしたら武さんとか、そんな依存は認めてあげていいと思いませんか。

また、今日もうまく文章で表現できませんでしたけど、また書きます。神サマ、仏サマ、武さんを早く回復させてあげて下さい。

あい子

ＰＳ

また、押しつけがましく送った本を読んだら具合が悪くなるかもしれませんが、暇なときにでも読んでみて下さい。

## 八月三十日

武様

朝夕いくらかしのぎやすくなりました。調子が悪いにもかかわらずお手紙ありがとうございました。でも、無理して書かなくていいですからネ。

私は、昨日までのいらいらが少し薄らいだと思ったら、今日は悲哀感や離人感、非現実感に襲われています。今の私は長い文章など書けないし、何かを考えることすらできません。本も読めない、テレビも見れない、しゃべることも拒否しています。目の前のウロチョロはうっとうしいけど無害だと聞いて安心しました。また眼科通いをするのかと思ったら気が重かったです。

私がどんなにやさしい言葉を書き連ねても武さんの不安が減るわけではないでしょうが、どんな武さんでも私の一番大切な人です。精神的なことは過ぎるのを待つしかないですが、くれぐれもけがとか事故には気をつけて下さい。また書きます。

大切な武さん
あい子

## 八月三十一日

武様

子どもたちにとっては夏休み最後の日曜日です。身体は鉛のように重くて動かせませんが、せめて手だけと思ってペンを持っています。

今日は工事もお休みのせいか恐ろしいほど閑散としています。私の部屋の前は細長い一方通行の道なのであまり車は通らないのですが、普段は工事の音やらどこかしらでのパトカー、救急車、ヘリコプターの音などで本当にうるさいのです。また、すぐ近所にマンションが建つようで、平日は一〇〇m以内で四ヶ所の工事が同時に始まります。だからこの静かさは異様です。カーテンを開けると、そこいらじゅう焼け野が原にでもなっているのではないだろうかなどと思ってしまいました。普段は工事のため一日中部屋が揺れているのに、それがないとやたら自分の動悸がクローズアップして〔されて〕しまってこれはこれで嫌な感じです。

夏の間中、他人と目が合うのが嫌で度の入ったまっ黒のサングラスをかけていたのですが、まだしばらく手放せそうにありません。度が入ってなければ見えないので本当はそっちのほうがよいのですが、外出したとき危ないので全部に度を入れてしまったのです。ちょっと失敗でした。きっと今週中に武さんからいただいた貝殻で作ったペンダントができ上がるでしょう。楽しみです。

先日、私が〔以前〕毎日のように通いつめて、その後も何となくつき合いの続いていた麻雀屋さんのママにばったり会ったのです。彼女はここ二、三年、離婚とかいろいろ私生活の悩みでいつも険しい顔をしていたのが、そのとき私の知らない男性と一緒だったのですが、

「死ぬまで何があろうと一緒にいたいと思っている人なのョ」

と紹介してくれました。彼女のそのときの嬉しそうな笑顔を見て、あまりにもかわいらしくてとても羨ましかったです。四十五歳を過ぎて前のだんな様との子どもを出産したものの、その後すぐ離婚話に入ったようでしたが、女性が五十歳過ぎての恋愛なんて何となく不潔っぽく思っていた私でしたが、まるで少女のような彼女を見てそんな考えはふき飛んでしまいました。少しだけ生命エネルギーを分けてもらえたような気にもなりました。[1]

生きていく上で苦痛や苦悩は伴ってもかまわないけれど、原因を自覚していたいです。いや原因はあるのでしょうが、やはり確かめたいです。これほどまでに感情を消失させるトラウマとは

いったい何なのでしょう。川津先生のところで、イソミタール療法〔催眠療法〕をやってみようか、EMDRをやってみようかと思うこともありますが、いざ決断しても実行まで及びません。

武さんが私の手紙を読んだからといって、私も武さんに手紙を書いたからといって、孤独感から抜け出せるわけではないけれど、きっと私は書き続けるでしょう。それがせめてもの今の私の生きている証です。今日のバッハは気持ちが底なし沼に沈んでいくように悲しいです。

では、また書きます。

大切な武さん

あい子

# 九月四日

〔1〕「この二週間ばかりひっそりと過ごしたい私の気持ちとは裏腹に、やはり『カウンセラーあい子』になってしまい、ヘトヘトに疲れています。〔……〕中でも、半年前に結婚した麻雀屋さんのママ〔からの相談〕は、『だんなさんに半年で五〇〇〇万円近くばくちに使い込まれ、小さい子どもと年老いたお母さんには暴力をふるわれ、どうやって逃げようか』という悲惨な状況の相談でした。」〔一九九八年三月十九日付、あい子の手紙より抜粋〕

武　様

秋とはいえ、なお残暑厳しい日が続いております。

その後、お加減はいかがですか。まだ苦しみが続いているのかと思うと痛ましくてやりきれません。心配です。何とか声が出るときに電話でもかけてみようかとも思いますが、もしも間違って何かあったら……、と悪い方へ悪い方へ考えが向いてしまって怖くてそれもできません。ただ忙しいだけであればよいのですが……。

とにかく、少しでも武さんが楽になれることを祈っています。どれだけ時間がかかっても私はいつまでも待っていますからネ。くれぐれもご自愛下さい。

大切な武さん

あい子

## 九月七日

武　様

朝夕、冷気を覚えるようになりました。その後いかがですか。武さんがキャンプから帰ってから三週間、最後に手紙を受け取ってから十日が過ぎました。

うつの状態が良くないのであれば仕方ないとして、何か事故にでもあったのでは？……と、どうしても考えてしまいます。手紙でなくてもいいですから落ち着いたら何かしら知らせて下さい。
先日、武さんからいただいた貝殻で作ったペンダントができ上がってきました。私のお守りとして肌身離さずつけています。とにかく何であろうと武さんの一日でも早い回復を祈っています。

大切な武さん

あい子

# 安堵

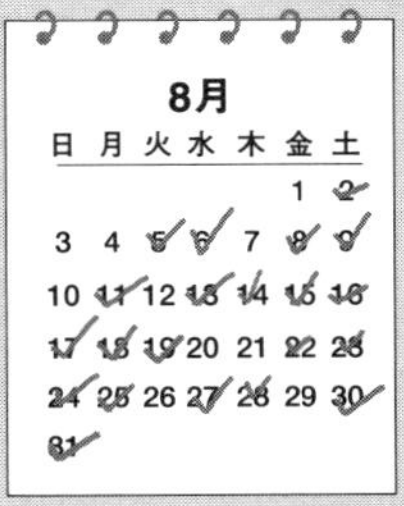
8月
日 月 火 水 木 金 土
1 2
3 4 5 6 7 8 9
10 11 12 13 14 15 16
17 18 19 20 21 22 23
24 25 26 27 28 29 30
31

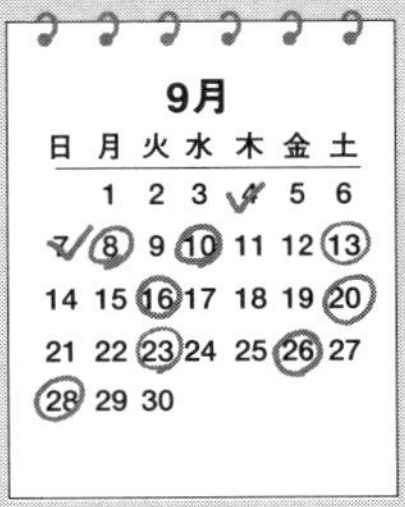
9月
日 月 火 水 木 金 土
1 2 3 4 5 6
7 8 9 10 11 12 13
14 15 16 17 18 19 20
21 22 23 24 25 26 27
28 29 30

ぼくのことを心配してくれるやさしい人。
みずからが傷ついてもなお。

## 九月八日

武　様

八日月曜日に手紙を受け取りました。あーよかったという気持ちでいっぱいです。昨日までの緊張の糸がぷちっと切れました。

このところ偉大な人々の死亡報道を聞き、私なんか生きていてはいけないのではないかとすっかり沈み込んでしまっていたのです。私は、やはり追い詰めて相手を息苦しくさせるほどのめり込んでしまう「愛しすぎる女」なのですネ。すべて自己満足でしかないのですが……。

小説の方は一段落ついたようでよかったですネ。とりあえずお疲れさまでした。

最近、心の病いはともかく体調も下降気味です。武さんと会えることを楽しみに何とか持ちこたえなければ。手の浮腫と痺れで今日は長い文章が書けないのですが、また書きます。

大切な武さん

あい子

# 九月十日

武　様

一雨ごとに秋の気配を深くするようになりました。東京は久しぶりにすっきりと晴れています。にもかかわらず、私の心は重苦しい雨雲に押し潰されそうです。今日はナカちゃんの四十歳のバースデーパーティーなので外出の予定なのですが、どうにも気持ちが起き上がりません。今日くらい笑顔ができればいいのですが……。

小説の推敲の方は進んでいますか？　以前少しストーリーを教えてもらいましたが、結末はどうなったのでしょう。文学新人賞といってもいろいろありますよネ。武さんは何を狙っているのですか？　私の予想では群像新人文学賞あたりでしょうか。

朝夕、少し涼しくなっていますので風邪などひかれませんよう、お仕事頑張って下さい。また書きます。

大切な武さん
あい子

# 九月十三日

武様

お手紙ありがとうございました。十三日土曜日に受け取りました。台風が近づいているせいか朝からどんよりと、私の心のようなお天気です。朝晩涼しくなったので、窓を開けて眠ったりするとすぐに喉が痛くなります。

十日水曜日は外出できましたが、木曜日、金曜日、土曜日とかなり身体に反動がきています。手足の浮腫、痺れはもちろん、下半身が重くて感覚も麻痺しています。まるで頭から全身に重いよろいをつけているようで、思うように身体が動きません。ロボットみたいです。でも、A子のとき気を遣い過ぎたり考えすぎたりして、B子のとき内蔵をめちゃくちゃ疲れさせているわけですから、C子状態で心身を休ませているのでしょうネ。今の私はこの重いよろいを脱ぎ捨てて軽くなりたい。ポンコツの肉体はいらないから魂だけになりたいといった気持ちです。

さて十日ですが、最初に行ったフレンチのお店ではあらかじめ予約のときに「連れがバースデーですから」と伝えておいたおかげで、特別のデザートにろうそくを灯し、フランス人のシェフを始めお店をあげてハッピーバースデーの大合唱、おみやげにオリジナルのチョコレートまで作ってもらってナカちゃんは大感激していました。私自身はずっと今にも泣きそうな表情であったと思いますが、そういう設定に関しては本当に抜け目のない私です。

それから、バスクという、以前ナカちゃんがお見合いしたきれいな男の子のいるお店で、そのカズ君を少し鑑賞した後、マリー&ローズに行きました。マリー&ローズでナカちゃんは眠らなかったと思いますが、私は何をしていたのか？ ……思い出せません。確か、久しぶりに会ったお客さんの弟さんがうつ病で入院しているけど、家族がどのように対応すればよいのかとかの相談をされたけど、私にも分からなくてただ話を聞いてあげていたように思うのですが、何をしゃべったのか思い出せません。

引きこもったままでもつらいですが、人と接するとか外に出るということは、〔それには〕もっと恐怖感を伴う私は一体どうすればよいのでしょうか。

最近、若いときに働きすぎたりストレスが溜まり過ぎたりすると、三十歳の前半で閉経して更年期障害を迎える女性が増えていると言われています。実際は三十歳なのに身体年齢は六十代くらいでボロボロになっているという……。私の身体もきっとそうなのでしょう。せっせと桂枝茯《けいしぶく》苓丸《りょうがん》を飲まなければ……。以前、更年期の女性がやるホルモン療法もやったのですが、酷い苦痛を伴うのです。

来週十七日水曜日は島津心療クリニックの予約の日です。東京では火曜まで台風で雨の予報なので引きこもるにはもってこいです。あと何日か重い身体とうつうつの心が続くと思いますが手の動くときには、また書きますネ。

大切な武さん

あい子

PS

貝殻のペンダントの写真を撮りましたのでき上がったら送ります。

## 九月十六日

武　様

十日の写真ができたので送ります。東京は予報通りずっと雨で肌寒くなりました。今日はどうにも調子が悪いです。明日の病院が終われば気分的に少し落ち着くと思いますから、また書きます。

大切な武さん

あい子

## 九月二十日

武　様

お手紙ありがとうございました。十九日金曜日に受け取りました。昨日は少し晴れましたが今日はまた曇天です。私はもう夜は暖房を入れています。今日あたりペンダントの写真が届いているでしょうか。近くから写しすぎたせいで白っぽく写っていますが本当はもっとピンク色です。

昨夜からやっと少ししゃべれるようになりました。ずっと電話のコードを抜いていたのですが、夜中のナカちゃんの電話で言葉が戻りました。ナカちゃんに落語のカセットテープのこと[1]を話したらすごく喜んでいました。

十七日水曜日の病院でも、受付も田崎先生の診察もすべて筆記による会話でした。あらかじめ先生には薬のこととかの手紙を書いていたのですが、「桂枝茯苓丸が一日三〇〇円で一ヶ月九〇〇〇円かかる」と書いていたら、それも病院から無料で出してもらえることになりました。言ってみるもんですネ。ラッキーでした。身体が言葉を拒否しているのならそれはそれで仕方ないということで、診察も十分たらずで終わりました。どういう気分で病院に行って何を考えていたのか？……、今思い出そうとしてもさっぱり分かりません。「私はこのまま廃人にでもなってしまうのかしら」とか考えてしまいます。

あいかわらず夕方から夜中まではB子に占領されています。ジャンクフード〔を食べること〕は変わりませんが、以前のように牛乳をガブ飲みしながら、乳製品、乳製品……、ではなくなっています。身体に良くないことは分かっていますが、最近は炭水化物と油物です。B子も大人になってきたのでしょうか。B子を受け入れているわけではありませんが、もう避ける努力もやめました。以前はB子のあと、ほとんどC子は出てきませんでしたが、今C子は一日中ベタッとこびりついています。それがつらいです。だったらB子なんて出て来なくてもいいのに……、と思いますが強迫的にB子に向かってしまうのです。

昨夜は本当に久しぶりにかおりちゃんからも電話がありました。昼間はテレビとかグラビアのモデルの仕事、夜はエスコートクラブでのお客さんとのデート、夜中からは飲みに行くというハードスケジュールらしいです。やっとできた彼氏は追いかけているときは夢中だったみたいですけど、相手の人も本気になってこっちを向いてくれた途端、嫌になって今一生懸命逃げているそうです。何だか人の気持ちまでゲームにしているかおりちゃんには本当の友達なんてできないかもしれないなぁと思ってしまいました。

おばん臭い〔言い方〕かもしれませんが、今の若い人たちってそういう傾向の人が多いですよネ。どこでどう間違ってきたのでしょう。武さんの「今日考えたこと」は私もその通りだと思います。それに関する感想も書きたいとは思っていましたが、まだそこまで思考力がないので、また次にします。

朝夕涼しくなっています。風邪などひかれませんように。また書きますネ。

大切な武さん

あい子

（1）軽井沢のジャムのお礼に、ぼくはナカちゃんに古典落語のテープを贈った。

# 九月二十三日

武　様

今日も東京は朝から土砂降りです。気温も一八度と肌寒いです。武さん、体調はいかがですか。俳句コンクールの作品はできましたか？

私の気持ちはあいかわらず沈みっ放しです。何もできません。といっても、家の中でできること、洋服とか靴、バッグの冬物の衣替えとかはやっています。でもこんなことしても冬はずっとパジャマで過ごすのだから、こんなに慌ててやる必要はないんですよネ。改めて物が多すぎると感じました。買ってはみたものの、一度も着ていない洋服とか靴、バッグがごろごろ出てきました。一応、気に入って買ったものだから人にあげたりするのももったいないし……。

昨日、おばあちゃまから電話があり、少しでも私の体調が改善されればと、「中山式温熱電位治療器N型」という敷布を送ったからと言われました。おばあちゃまは八十九歳です。私の方がプレゼントしなければいけない立場なのに、お年寄りにこんなに心配をかけてしまって……、と申しわけない気持ちでいっぱいになりました。おばあちゃまは、〔私が〕眠れないことや身体が痛いことがうつの症状だからと言っても分からないようです。元気すぎる私しか見ていないわけですから仕方ありませんネ。効果がないとは言いませんが、敷き布団に三〇万円近くものお金をかけるというのはどうにももったいなくて……、三〇万円分のマックカードが欲しいとも言えないし……。三〇万円あったらファーストキッチンとモスバーガーとマックとケンタッキーとミスタードーナツと……、どれだけ買えるだろうとか、デニーズに行ってすべてのメニューを注文してもおつりが来るだろうとかそんなことばかり考えてしまう自分がなさけなくなってしまいます。

おばあちゃまが、

「孫にも曾孫にもそれぞれにいろいろとしてあげたけど、あい子には何もしてあげられないから最初で最後のプレゼントだから使ってみて欲しい」

と言うのでありがたくいただくことにしたのですが、どうにも罪悪感ばかりで……。これでまた、おばあちゃまの前では元気なふりをしなくてはいけないと思うと、またまた気持ちが沈んで行きます。でもおばあちゃまに心配をかけさせないために、私の方が先に死んではいけないと自分に言い聞かせています。

武さんの俳句、できたら私にも教えてくださいネ。では、また書きます。

大切な武さん
あい子

九月二十六日

武様

お手紙ありがとうございました。二十六日金曜日に受け取りました。今日もまた東京は冷たい雨の一日です。風邪気味なのかぞくぞく寒いので暖房を入れています。

私がレモンティーと合わせるなら、紅茶のシフォンケーキ生クリーム添えかミルクレープといったところでしょうか。でももう私の中ではおぜんざいかおしるこの季節に入っているようです。

武さんの言うとおり、私はなぜうつ病なんだろうと今さら考えても仕方ないのだけど考えてしまいます。〔この前送った〕あの写真を撮る一時間前までは確実にもう目の前まっ暗という表情でいたはずですから……。どっちの私が本当の私なんでしょう。最近、また離人感が強いです。肉体を持つあい子をもう一人のあい子が上の方から見下ろしている感じです。

今の私に〔とって〕は、毎日C子にはくっつかれているわけだから、その日を○、×で分けるとしたら身体が動くか動かないか、歩けるか歩けないか、ペンを持てるか持てないか……、という具合に区別する以外ありません。

×の日は夕方までをただじっと何も考えることもなく固まっています。ただ固まっていられる日はまだいいのです。それに不安とかいらいらが重なると身体が爆発してしまいそうになり、「気が狂うのではないか、いやいっそのこと狂ってしまった方が楽だ」という考えを持ちながらじっとしているのは本当につらいです。

質問の答えですが、家庭のこと以外でも学校でのできごと、友達についてもほとんど記憶はありません。成績だけは良かったように思うのですが……。それに比べて妹はいろんなことをよく覚えています。私は、修学旅行も学園祭も写真で残っているので、参加はしたのでしょうが何も分かりません。

　最近、高校のときの友人だったらしい人からときどき電話がかかります。息子さん（十二歳）が芸能界に入りたいらしくて、××市のタレントスクールに通っているそうなのですが、いずれ東京に行かせたいので何とか力になって欲しいということです。以前の私だったら「待ってました！」とばかりに引き受けて、お母さん代わりになって駆けずり回るでしょうが、何かしらお手伝いをしてあげたいのは山々なのですが、何もできそうにありません。芸能界の友達とか妹に紹介するのがやっとでしょう。うつを感じる暇もないくらい強迫的に自分のやることを作って、日々それに追われていれば少しはよくなるのかもしれませんが、その気持ちすら持てない今は安請け合いするわけにもいきませんしネ。実際そうなるとまた頑張りすぎてしまうと思います。

　さっきテレビで神戸の少年[1]の「懲役十三年」という作文についての番組をやっていました。私はこの少年を何がどうとかは分からないのですが凄いと思いました。事実、私が共感する文章もいっぱいありました。

　武さん、私の心もどんどん歪んでいっているのでしょうか。自分が恐く[2]なります。また頭の中が混乱してきました。そろそろ夕方ということも関係あるのでしょうが、中途半端ですが今日はこの辺でペンを置きます。では、また書きます。

大切な武さん

あい子

（1）少年A・酒鬼薔薇聖斗のこと。
（2）過食のB子に人格交代する時刻である。

## 九月二十八日

武　様

やっと雨は上がりました。でも秋晴れにはならなくて曇天です。私のここしばらく続いている気分と同じです。以前はめちゃくちゃに酷い日々の中で、時折スカッとした晴れ間もあったのですが、ここ一ヶ月ほどずっと重苦しい時間が続いています。私の六月の自殺計画のころはうつもアクティブだったのでしょう。今はパッシブですから、〔自殺をするにしても〕やはり武さんのようにひっそりと……、と考えてしまいます。

二十五日付の〔武さんからの〕手紙の「人生に疲れています」という文章にはどきっとしました。そう、言葉で何て言えばよいのか分からなかった私の気持ちも、人生に疲れている状態なの〔だったの〕です。武さんとはニュアンスが違うかもしれませんが、何かしらの対象——仕事、家族などではなく、ただ漠然と生きていくという当たり前のことに疲れています。

働かなくても何も考えなくても人間は生きてはいけるんですよネ。人それぞれの価値観の違いだから、無理をせずのんびりと人生を送りたい人もいれば、もっともっと上昇志向の〔を持った〕人もいます。私は自分の脳に、「もっと働け、もっと人の役に立て」と叩きつけていたわけだから、こうして何もせず食っちゃ寝という状態は死んでいるのも同然です。

ではなぜ生きているのか？　分かりません。武さんに会いたいという気持ちとかが、何とかあ・・・・・・っちの世界から現実に戻してくれているのでしょう。でも現実ではあっても現実感、自分が生きているという感覚はありません。どうしても生きなければいけないのなら植物人間にでもなりたいです。

武さんの気持ちまで不調に引っぱってしまうような重苦しい手紙でごめんなさい。武さんの調子も良くないときにこんな手紙を出してはいけないとは思うのですが、他に言える人がいないので許してください。

では、また書きます。

大切な武さん
あい子

# 嵐

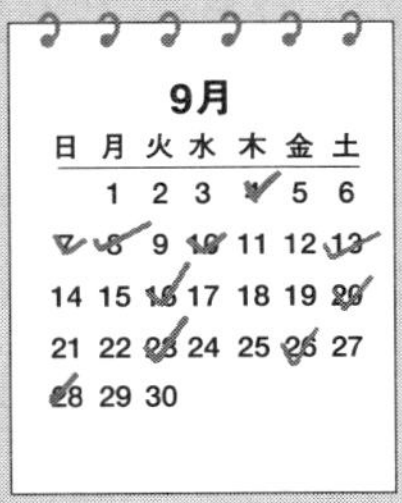
9月
日 月 火 水 木 金 土
1 2 3 4 5 6
7 8 9 10 11 12 13
14 15 16 17 18 19 20
21 22 23 24 25 26 27
28 29 30

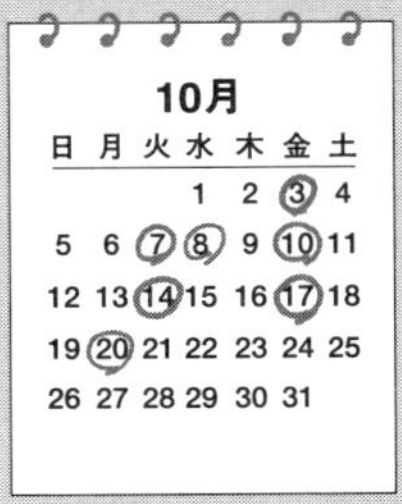
10月
日 月 火 水 木 金 土
1 2 3 4
5 6 7 8 9 10 11
12 13 14 15 16 17 18
19 20 21 22 23 24 25
26 27 28 29 30 31

おねだりすることしか知らない母親。
あい子は母親を愛することも憎むことも無関心であることもできない。
ただ、怯えつつとらわれる。

# 十月三日

武様

秋も深くなってまいりました。久しぶりにペンを持ちますが、お変わりはありませんか。

私はおばあちゃまの送ってくれたイオン治療器のお布団を使って一週間ほどたちます。何も肌で感じるわけでもないし、電流を流しているわけではないのでしょうが、なぜだかとても疲れて目醒めます。おかげで少しは眠れています。どうせなら手足を伸ばして身体中にイオンをあてたいのですが、今はまだひざを抱えた状態で固まっています。いずれ、もっとリラックスした状態で眠れることができればと思っていますが……。

先日、ママから電話があり、

「今月中にそっちに行こうと思っている」

と言われました。

「誰にも会いたくないから来ないで欲しい」

と言ったのですが、あまりにも調子が悪いと言うと、突然何の連絡もしないであの人は来るに決まっているのです。自分の都合の良いときだけ、「心配だから」とか「様子を見なきゃ」とか母親風をふかすのです。

「何も気を遣わなくていい、どこにも行かなくていい、あいちゃんの顔を見るだけでいい……」と言いながら、結局は自分のストレスを私にぶつけて、ママが子ども返りして私に甘えてくるのです。上げ膳据え膳のお客さんをやってしまうのです。毎回同じことの繰り返しです。以前はそれが分かっていてもママが来るのは嬉しかったし、ママに何かしてあげることも楽しかったのですが、今はもう全然駄目なのです。まだ、二、三日なら何とかなるでしょうけど、ママは自分の気がすむまでいるのですから……。

私が本当に死んでしまうかもしれなくて傍らにいて欲しいときは、ママは全然無視して、自分の都合だけでどかどか私の心に土足で踏み込んで来るのです。ママが来るということは、今の私にとって、戦争が始まるかもしれないとか凄い台風がやってくるとか……、とてつもない恐怖です。どうしたらいいのでしょう。

一応、自分自身に「来たいなら来ればいいじゃないの。私は何もやらない。いつもの私でいればいいのだから」と言い聞かせてはいるのですが、このところ毎晩「ママが来たらあさまに乗って日帰りでもいいから軽井沢に連れて行ってあげよう」とか、「イヌ玉に連れていってあげよう」とか、「食事はどこに行こう」とか……、また偽りの私が出て来てしまってその考えで頭が一杯になってしまって苦しくてへとへとです。人が聞けば笑っちゃいますよネ。何をおおげさに考えているんだって言われるでしょう。考えなくてもすむように逃げているせいかB子も大暴れしています。

最近、マリママが栗ごはんとか作っていろいろ持って来てくれるし、悩みを聞いて欲しいと言っていたので、一日水曜日はナカちゃんと二丁目へ行きました。まだ他人の相談にのっている方が楽でした。

ママという怪物への大きな恐怖と不安からどうやって逃げればいいのでしょうか。逃げないでぶつかっていかなくてはいけないのでしょうか。いつまでこの不安が続くのでしょう。こう考えてしまう自分が許せなくて、また自分を責めてしまう私もいます。

頭の中が混乱してきたのでそろそろペンを置きます。また書きます。

大切な武さん
あい子

## 十月七日

武様

お手紙ありがとうございました。秋晴れの毎日ですが、やはり朝晩冷え込みますね。

ついさっきまで、「ママが来る、ママが来る……、どうしよう、どうしよう……」という気持ちに押し潰されていましたが、

「二十五日から三十日までそっちに行くことに決めて、チケットも買ったから」

という電話があり、少しほっとしました。予定さえ決めてあればもう腹をくくるしかありませんから。何があっても仕方ないという気持ちです。でも本当は嫌です。凄く動揺しています。

今日これから病院に行くので携帯を持って行って、田崎先生に、〔ママが〕上京しないように電話してもらうつもりだったのに先を越されてしまいました。今、友達にはNOが言えるのに、やはりママとか妹には言えません。言ったらその罪悪感で、また自分の首を絞めるようです。

二十五日までが、またいろいろな葛藤との戦いでしょうが、私はどうしても予定を〔通りに〕完璧に過ごさなければいけないという部分で不安とか恐怖をあおってしまうようです。先取り不安なのですネ。頭では分かってはいてもいろいろな身体の症状はつらいです。ママは私のところに来ても自分の都合だけで行動するし、私が「帰らないで」と泣き叫んで〔いる〕発狂状態でもさっさと帰ってしまう人です。その言動行動一つ一つが私の閉じ込めている絶望感を引き出してしまうのです。やはり危険です。

武さんがこちらへ来られるのならそれこそ何があっても会いたいです。決して負担ではありません――精神的に。ぜひ予定を教えて下さい。私に楽しいワクワク、ドキドキ感を感じさせて下さい。

それではまたもや痛い身体を引きずって行ってきます。また書きます。

大切な武さん

あい子

# 十月八日

武　様

カセット受け取りました。私も聞かせてもらってナカちゃんに渡そうと思っています。ダビングして私の手もとにも置いておきます。

七日火曜日は病院に行ったのですが時間が遅くなったせいでしょう、帰りはB子の衝動があまりにも酷くてふらふらでした。やっと家に着いてタクシーを降りたとたん何もないところで転んでしまいました。「痛い！」と思って我に返った〔といった〕状態で、帰るころのことはよく分かりません。

田崎先生に、ママが上京することを伝えました。先生には、

「あなたはきっとお母さんに対して何もしてあげられなかったら、そのことへの罪悪感とか自責感の方があなたにとってつらいだろうから、無理をしてでもA子の状態でいた方がいい。やはりまだ人に気を遣っていることの方が楽でしょう」

と言われました。

そして、

「チームを組んで――心理療法士とかサイコセラピストとか――五、六人であなたの診察をして

いきたい……」

と。そんなに多くの人の手をわずらわせるということは本来ならまた多額の医療費もかかるだろうにそれは免除ということです。以前の私なら「わらをもすがる」でしたから喜んでお願いしたのでしょうが今はもう放っておいて欲しいというのが本心だから、

「田崎先生の診察＋お薬（をもらうこと）＋それを一日でできるのであればお願いします」

と答えました。たとえ二、三時間ですむことであっても二日の外出より、長時間になっても一日の方が私にとって楽ですから……。改めて「私ってそんなに酷いんだろうか」と考えてしまいました。


　武さん、質問とかはおおげさに考えないで下さい。「最近何の本を読みましたか」でも「どんなテレビを見ましたか」でも何でもいいのです。今回の、お店についても書けば長くなるし、長い文は書けない今の私にとっては説明したくても思うようにはできません。ただ、昔の私は頭でいろいろ考えるより先に行動してたから「いい箱があるよ、じゃあやってみよう、何とかなるさ」っていう軽いのりでやったのがたまたま当たっただけです。アルバイトのお手伝いでやった水商売でしたが何となくすぐうまくいっちゃって、お金があったからできたことですが、今考えるとこの私のアダルトチルドレン的な性分が水商売に向いていてどんどん人が集まってきたのでしょう。それを抱えきれなくなってパンクして今のありさまです。

　話は変わりますが、私は今でも最近の音楽よりも昔聞いた曲の方が好きです。邦楽だと、聖子、

中島みゆき、ユーミン……。洋楽なら六〇年代〜七〇年代のソウルとかですㇸ。何か思い出があるの？　と聞かれたらあったようななかったような……、よく分かりません。ありすぎて分からないのか……、本当は何もなかったのかもしれませんㇸ。何だかA子の記憶も薄らいでいくようで恐いです。

固まってしまいそうなので、また書きます。

大切な武さん
あい子

## 十月十日

武　様

体育の日です。ウオーキングは続いていますか？　武さんはうつの状態であってもウオーキングしようという気になりますか？　そして行動できますか？　私は絶対運動不足です。そしてそれが身体の痛みを増長していることも分かってはいます。でも散歩しようとかと思っても外に出るという時点でつまずいているのだから、何かしら部屋の中でできることは？　とも考えますが、固まってしまうと最低限の身のまわりのことすらできません。昨日あたりから固まりの蟻地獄に陥ってきたようです。

武さんの「病気を治すために生きる」という考えはとても良いと思います。今、私がこうして書いているのは——以前テレビで見たのか本を読んだのか忘れましたが——ある青年が交通事故にあって意識が戻ったとき、自分の両手、両足が切断されて口の中はチューブだらけで、食べることもしゃべることも何もできなくて虫けらのようになってしまったそうです（というエピソードを思い出したからです）。そのとき何とか自殺しようといろいろ考えたそうですが、とにかく自分では何もできないのです。点滴のチューブを外すことも、舌を噛み切ることも、殺して欲しいと頼むことも……。それで彼は自殺するために生きようと思ったそうです。毎日毎日、自分で身体を動かせるようになったらどうやって死のうかと、三年間考えて退院するときはその自殺願望も底をつき、今も生きていられるという話でした。

過食症のOBはときどき「底をついた」という言葉を使うのですが、うつの底つきというのはあるのでしょうか。十月三日付の武さんの手紙を読み返していてふとこのことを思い出したので書いてみました。

また落ち込みが酷くなってきているのですが、武さんに会うまでは……、と意地でも気持ちを引き上げようと頑張っています。では、また書きます。

大切な武さん

あい子

# 十月十四日

武　様

十月もはや半ばになりました。最近は一日の時間は長いのに一週間があっという間に過ぎるような気がします。

突然ですが、十三日月曜日に、また嫌なことが起こりました。頼んでもいないのにいきなり塚ちゃん（塚本君）が、私と部屋の除霊をするからと、霊能者とやらを連れて来たのです。

以前、その話を聞いたときはきっぱり断ったのです。だいたいわらをもすがるという気持ちは今はないのですから……。私もさんざん宗教的なことにも首を突っ込んではみましたが結果として絶望感を増しただけでした。その手の人を初めからインチキとは思いませんん。それで心が癒されて楽になれる人はいくらでものめり込めばいいと思います。

でも霊能者のマニュアルがあるのかと思うぐらい、お決まりの台詞、

「あなたには動物の霊が憑いている」

とか、

「寝る場所が悪い」

とか……。

「帰って下さい」

と言っているのに塚ちゃんが、

「わざわざ連れて来たんだからやってもらいなさいョ」

と、私が無視して自分の部屋で固まっていると、勝手に私と部屋の除霊とやらをやって、今まで貼ってあったおばあちゃまからいただいたお神札を剝がし、新しいお神札をべたべた貼ってお守りとか水晶を置いて帰りました。

それも夕方、ちょっと顔を見にと、敏君とあまねちゃんが来てくれたおかげでやっと帰ったという感じです。その霊能者というのは神田うのにそっくりな派手な若い女性なのですが、渋谷あたりでコギャル相手に占いでもやっていればピッタリだろうに、こんな人に何が分かるのかしらと、不信感しかいだけないような人なのです。

除霊しているときも、

「あなたに憑いている霊は凄く強力だから途中で大暴れしたり吐くかもしれない」

と言われたものの何の変化もなし。よっぽどこっくりさんの真似でもしてやろうかとさえ思いました。私も嫌なやつですネ。私だってこの手の相場は知っていますから、今日のこの除霊ほかで二八万四〇〇〇円は決して高くないと思いますが、どうしても納得いきません。たとえ二万八〇〇〇円でも嫌でしょう。

ここで塚ちゃんが決定的に嫌になりました。どうも最近会いたくないのでずっと避けてきたのですが、塚ちゃんにしてみれば動かない私にいらいらして、親切心からの行動かもしれませんが、私にとっては大きな迷惑です。おかげで今日の精神状態の悪いことといったら……。

ここでちゃんとした男女のつき合いであれば、

「あなたなんて大嫌い、顔も見たくない、もう別れましょう」

ということになるのでしょうが、私が怒っても口汚く罵っても、塚ちゃんにしてみれば「私に憑いている悪霊がそう言わせているんだ」としか思わないわけですから、ちょっと厄介です。今までの、私の、怒りを抑えて自分を責めるパターンから抜け出したいのに、部屋に上げた私が悪いんだとまた自分を責めています。

今、また塚ちゃんから電話がかかり、

「どう、楽になったでしょう。きっとこれで良くなるよ、大丈夫だよ」

と押しつけがましく言われました。

霊能者の人にも言われました。

「最後は自分で戦わなければ仕方ないのだからもっとしっかりしなさい！　外に出なくても出さないようにしている霊に負けないで外出しなさい！　頑張りなさい！　頑張りなさい！　頑張りなさい！」

言葉の暴力です。

ここでまた、私が今までいろいろと他人に対してお節介の押しつけがましい親切をしてきたことにおいて、相手を今の私のような不愉快な思いにさせてきたのかもしれないという自責の念に駆られてきました。

田崎先生のチームを組んで〔治療にあたる〕というのは、一種の洗脳、よってたかっていろんな人からの、

「あなたは悪くないのよ、あなたは悪くないのよ……」

〔と言われること〕だと思うのですが、治療を受けた方がいいのでしょうか？

何かまだ書きたいことはあったのですがもう駄目です。混乱してきました。いつも愚痴ばかりでごめんなさい。また書きます。

大切な武さん
あい子

## 十月十七日

武様

その後、いかがお過ごしですか。

私の方は十五日水曜日、ナカちゃんと二丁目へ外出したのですが、自分ではさほど感じなかったのですが、かなり無理したのだと思います。風邪はひいてしまうし、詰め間違いは酷くなるし、身体がぼろ雑巾のようになっています。なるべく考えないようにはしているのですが、来週は病

院もあるし、一週間後はママも上京してくるし……。何だか私の心はアウシュビッツに近づいて行くような気分です。

ナカちゃんに落語のテープは渡しました。とても喜んでいました。ナカちゃんがインターネットのアダルトチルドレンのページとかいろいろコピーして持って来てくれたのですが、私もパソコンが欲しくなりました。でも私に使いこなせるでしょうか？　簡単なものもあるのでしょうか？　武さんの使っているのは難しいものですか？

朝晩の冷え込みが強くなってきましたので風邪などひかれませんよう気をつけて下さいネ。また書きます。

大切な武さん
あい子

# 十月二十日

武様

二十日月曜日に、三四、三五通目の手紙を同時に受け取りました。

前回の手紙は、十七日金曜日の夜中に出したのですが、なぜ夜中か？　というと十七日金曜日と十九日日曜日の夜中からマリー&ローズに出かけたのです。もちろん、マリママが車で送り迎えはしてくれたのですが、金曜日の夜中から朝までの私はまさに十五年前の私、マリー&ローズを乗っ取っての私の店状態でした。あっちの席からもこっちの席からも、「あい子さん」、「あい子さん」……。帰るときには新しく知り合った人たちの電話番号を書いたメモを山ほど持っていました。

さすがに日曜日は、出かけたものの――途中からかおりちゃんが来たのですが――口がきけない状態になっていました。金曜日も日曜日も夕方から夜中までは詰め込んでいたわけですから身体はヘトヘトでした。もう何だかやけです。休ませなければいけない身体をこき使っているのですから……。

金曜の夜は出かけるとき、ナカちゃんにも声をかけたのですが、「もう夜遅いから」とか、「眠いから」とか、結局来なかったのですけど、その夜なんてもしナカちゃんが来ていたら大喜びだったでしょう。さすが週末、若いきれいな男の子でお店は溢れていたのです。

そのときふと思ったのです。これは決してよいことではないのですけど、人間てたまには自分の殻を破ってはめを外して少し無理をしなければ楽しい思いはできないんじゃないのかと。いつもいつも人まかせで、ナカちゃんのように融通のきかない待っているだけの人〔は〕、考えてばかりいても行動に移さなければ何も摑めないんじゃないか……、と。

私の金曜の外出なんて決して褒められたものではないけれど、一時でもうつを完璧に消せたわけですから……。武さんにだって、思い切って手紙を出したからこうして今文通してもらえたり、会いたい感情が出てきたりしているんですものネ。

実はなぜ、金曜、マリママが迎えに来たのかというと、麻雀屋のお客さんが私を以前マリー&ローズで見かけてどうしても紹介して欲しいと頼まれていたからだったのです。毎日毎日お店に来て私を呼んで欲しいと言っていたそうです。私も「あー、ホステス代わりなんだナ」とは思いましたが、その人にははっきり、「私には他の人には到底理解できないいろいろな病気を持っていること、今までもそしてこれからも男性とつき合う気はないこと、そして、今とても大切な武さんという人がいること」を話しました。

彼は、

「では、あなたとは男女のつき合いは一切なしとして、友達として運転手代わりとか召使い代わりにはなれますからいつでも声をかけて下さい」

と言ってくれました。

その後、マリママに、

「あんなに馬鹿みたいに大騒ぎしてるけど、あれほど気配りのすきのない女性には会ったことがない。あの子は生まれつき水商売をするために生まれてきたような子だから、どうしても自分がやろうと思っているお店を手伝ってもらいたい」

と話していたそうです。たまたまテンションの高い躁状態の私を見たからそう思ったのでしょうけど、もし私がそういう世界に入っていったらまた以前の繰り返しになってしまいますからネ。今度は自殺じゃなくて過労死でしょう。

今日、身体はぼろ雑巾のように動かないですが、うつは少し軽いので武さんに会いたい気持ちでいっぱいです。できたらママが来ている間も精神状態だけでもこのまま続いてくれればいいのですが、〔ママが来るまでに〕あと五日もあるし明日は病院に行かなきゃいけないし……、どうなるか分かりませんネ。今日の手紙は武さんが顔をしかめそうな嫌なあい子の一面を書いてしまいましたが何だか黙ってられなくて……。

武さんが他の女性とも文通してることに少しやきもちを焼いています。うつが酷いと何も感じないか、さらに落ち込むだけなのですが、こういう感情が出ている自分が嬉しいです。

落語のテープ面白かったです。生まれて初めてじっくりききました。また機会があったら送って下さい。

では、また書きます。

大切な武さん

あい子

# 本当の病い

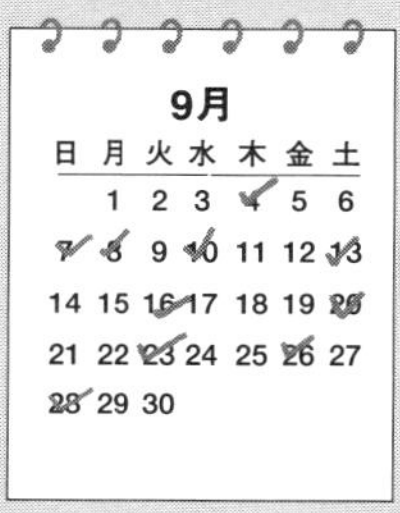
9月
日 月 火 水 木 金 土
1 2 3 4 5 6
7 8 9 10 11 12 13
14 15 16 17 18 19 20
21 22 23 24 25 26 27
28 29 30

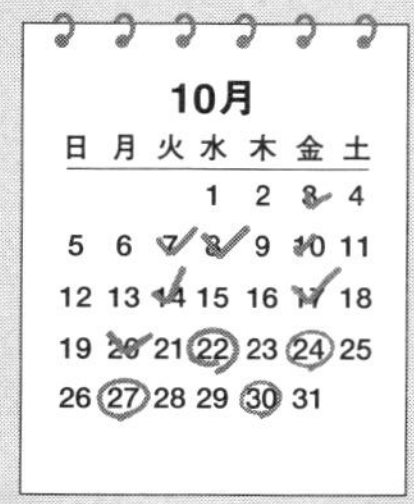
10月
日 月 火 水 木 金 土
1 2 3 4
5 6 7 8 9 10 11
12 13 14 15 16 17 18
19 20 21 22 23 24 25
26 27 28 29 30 31

解離性同一性障害。多重人格。
ぼくは誰を愛してきたのか。誰がぼくを愛してきたのか。
誰かはぼくを憎んではいまいか。ぼくは誰かを憎んではいまいか。

# 十月二十二日

武 様

私の先週の躁はどこへ行ったのでしょう。まるで夢の中のできごとだったようです。昨日からいっきに落ち込みに突入です。また死神との闘いが始まりました。本当に先週は調子良かったのに……。家にいても、ガラスとか床をピカピカに磨いたりしていたのにもう何もできなくなってしまいました。

二十一日火曜日はそれでも何とか病院には行って来ました。でもしゃべる言葉は赤ちゃん言葉だし、歩き方もおばあさんのようにそろり、そろり……、となっていました。重度の解離性同一性障害においての機能統合治療とやらで、来月からチーム療法を始めることになりました。田崎先生はちゃんと、どういう人たち——若い人がいいか年配の人がいいか、男性がいいか女性がいいかなどリクエストを聞いてくれました。途中で駄目だと思う人がいたら交代もして下さるそうです。普通なら〔解離性〕人格障害となると記憶もなくなることが多いそうなのですが、私の場合は自我が強すぎて少しは覚えているからよけいに自分を責めるという悪循環になってしまうそうです。

それから怒りの感情の欠落もあると言われました。他人への怒りをすべて自分にぶつけてしまうメカニズムになってしまっているそうです。時間はかかるでしょうが何とか少しでも効果があって欲しいものです。

以前、武さんの手記〔『うつ病者の手記』〕について書いてあった『こころの科学』[1]は面白そうなので年間購読することにしました。

ママが来るからあれもしなきゃこれもしなきゃと考えだけが膨らんで身体が動かないので少しパニックに陥っています。

では、また書きます。

大切な武さん
あい子

（1）第七五号、日本評論社、一九九七年九月。

## 日付のない手紙

武 様

さっき手紙を書いた後、武さんからの二十一日付の手紙を受け取りました。思ってもない日に手紙をもらうのはとても嬉しいです。やはり今の私の楽しみは武さんからの手紙だけです。だからと言って強迫的にプレッシャーを感じないで下さい。武さんは武さんのペースでネ。武さんの暖かいお気遣い、涙が出そうなくらい嬉しいです。本当にどうもありがとうございます。

あい子

## 十月二十四日

武様

パソコンについてのお手紙ありがとうございました。今はママのことで頭が一杯なので落ち着いたら考えてみます。

さて、今の私は？　と言うと、身体は固まっていながらも「ホテルあい子」は完璧に整いました。フローリングの床はつるつる滑って危ないくらい磨いたし、今日はふらふらしながらもママのお布団とかタオル、洗面具を揃えた上、部屋中の家具まで磨きました。こんなことまでしなくていいのにと自分でも分かっていながら、お風呂にトイレ、果ては換気扇とかガス台までピカピカにしました。一人暮らしだからこんな大掃除をしなくてもそんなに汚いわけでもないのに、一度「かんたんマイペット」を持ったら最後です。昨夜も一睡もしていないのに朝からB子の酷い衝動と闘いながらの大掃除となりました。そしてママの好きなジュースやら果物、おみやげ用のお菓子までデパートに注文しました。せめてママのいる間だけは救急車を呼ばなくてすむように気をつけなければ……。

それにしても私のこの掃除の仕方は異常だと思います。〔食べ物の〕詰め込みと同じです。もうすっかりきれいになっていても繰り返し、繰り返し……。自分でおかしいと思ってもやりだしたら止まらないのです。

ママがいる間も少しでも武さんには手紙を書こうと思っています。そしてそれを投函するお仕事をしてもらおうと思っています。どうせ口では何でもやってあげるとか言って、結局何もしてくれないのだからささやかな抵抗です。

では、また書きます。

大切な武さん

あい子

ＰＳ
今ママからＴＥＬありました。「食べているあいちゃんは何度も見てるけど、他にどんなふうに変わるあなたが見れるのか楽しみだわぁーん」と。何だこの言葉は？　私の苦しい〔解離性〕人格障害が楽しみだと言うのでしょうか。私がうつでしゃべらないでいたりするとママの方が不機嫌になるくせに……。しょせん私のこの病気もママにとってはまるで他人事なのですよネ。私の被害妄想か？　考えすぎか？　思い込みか？　本当に気が重いです。

# 十月二十七日

武様

何とかA子状態を続けています。その反動か夜はB子が大暴れしています。

二十五日土曜日は友人とママを駅まで迎えに行って帰り道、六本木のお寿司屋さんへ行きました。久しぶりの人混みに頭はぐらぐらしました。

二十六日日曜日は、また友人に運転手をしてもらい、妹の家に行って、ママ、妹、友人の四人で「いぬたま」「ねこたま」という犬と猫だけの動物園に行って、その帰り妹の彼とも会い、五人で食事をしました。ときどき言語障害になりますがとりあえず大丈夫です。

それよりも妹の異常な痩せ方にびっくりです。以前は食事なんてもっての外、水さえ飲まなかったのに、今は普通に食べるのですが、目ん玉なんて落っこちそうなぐらいガリガリです。友人も久しぶりに妹と会ったのですが、

「まるで末期ガンの患者のようだ」

と言っていました。(体重は)三〇kgでしょうか。きっと食べても全部吐いてしまうのでしょう。一緒に暮らしている彼は何とも思わないのかしら？　去年、妹が拒食で入院していたとき、その彼は、

「食べても全部吐きますョ」

と当たり前のように言っていたのですが、その入院していたときよりも酷い状態のように見えました。

　ママに、

「まりちゃん大丈夫カナ？　また痩せちゃったよネ。きっと食べ吐き酷いんだろぅネ」

と言ったら、

「食べてもあなたみたいに詰め込むわけじゃないし、吐いちゃえばスマートでいられていいじゃない。うらやましいわぁ。それに元気だからいいじゃない」

という答えが返ってきました。聞いた私が馬鹿だった……。

　それにしてもやはりママの方が上手です。私が調子悪そうで〔にして〕いても私より先に泣き言を言うし甘えてきます。今日、二十七日月曜日はママと妹二人でデパートでのショッピングに行っています。私はパス。新宿で待ち合わせらしいのですが、

「私一人で行けるかしら？　心配だわぁ、連れて来て〔行って〕欲しいわぁ。待ち合わせ場所まででいいから一緒に行ってくれるといいのになぁ。まりちゃんと会えたらあなたは帰っていいから……」

といった調子です。本当に困ったもんだ！

　一人お留守番をしていた私は何をしていたと思いますか？　武さんなら分かるでしょう。そうです、またお掃除と洗濯です。手足も痺れているし身体中痛いのだからじっとしていればいいのに「ホテルあい子」のお掃除おばさんになってしまいました。もう少ししたら彼女たちは大きな

荷物とともに帰ってきて、私が詰め込んでいる横でファッションショーでも始めることでしょう。

明日は予定なしです。二十九日水曜日はあらかじめ決まっていたマリー&ローズのパーティーです。ママと妹と妹の彼氏とナカちゃんとナカちゃんお気に入りのカズ君とかおりちゃんとおなべのM君と私の計八人、団体行動の予定です。あー気が重い。でも〔ママの滞在も〕もう半分過ぎたからもう少しだ！

ではまた書きます。

大切な武さん
あい子

## 十月三十日

武様

今日、三十日木曜日午前中にママは帰りました。私は初めて見送りに行きませんでした。帰るときも眠っていたわけではなかったのですが、布団をかぶってママの顔さえ見ないようにしていました。見たら最後、また「帰らないでェー」と発狂してしまったでしょう。たとえ東京駅まで行ってバイバイしても、その後がどうなってしまうか？ きっとパニックに陥って家に帰ることができなくなっていたでしょう。でもこれには〔わけがあって〕、二十九日水曜日の夜かなり無謀な行動をやらかしてしまったのです。

二十九日は、ママ、妹、ナカちゃん、カズちゃん、私の五人で食事をして、少しだけマリー&ローズに行って、その後カズちゃんの店に行ったのですが、妹の彼が来れなかったので、妹は夜中一時ころ先に帰ったのです。そこまでは私もしっかりしていました。

妹が帰って私たちももう少しで帰ろうとしていたのですが、何だかおかしくなってしまって、それまで一滴もアルコールは飲んでいなかったのですが、ビールをラッパ飲みしてがんがん歌いだしたのです。

帰ってからママの帰り支度を見たくなかったような気もします。

ママやナカちゃんはほったらかして、他の顔見知りのお客さんと飲んだり歌ったり、それもシートに立ち上がり山本リンダとかを踊りながら歌っているのです。また十五年前のあい子状態になっていました。お客さんはみな大喜びです。その間、かなり薬も飲んでいたので家に帰った途端倒れる計算だったのですが、最後まで〔テンションを〕保てなくて店で固まって動けなくなってしまいました。思考もプチッと切れました。ナカちゃんが三階の店から抱えて階段を降り、また私の部屋の七階まで抱えて運んでくれたそうです。結局ママも朝五時までいたのでほとんど眠らないで帰ったのでしょう。そこまでわざと足腰を立たなくさせ、見送りに行かなくてすむようにしたにもかかわらず、まだママが帰るときには「やっぱり〔見送りに〕行こうか、無理をすれば行けるはずだ」などと考えてしまいました。

話は前後しますが、二十七日月曜日の夜、私はまた〔食べ物を〕詰めすぎてキッチンで倒れてしまいました。ママさえいなければ救急車を呼んだでしょう。でもウンウン唸りながら夜中八時間ほど耐えていました。本当ならそういうときはそっとしておいて欲しいのですが、ママはちょこちょこキッチンに来ては背中とかさすってくれたのです。でもそういうとき、少しでもさわると本当に胃とか腸が爆発するのです。そのたびに激痛が走ります。でもさすってもらってる私は、こんなにやさしくされたのは生まれて初めてのような気がして「もうこのまま死んでも何も思い残すことはない。いっそのことこのまま死んでしまいたい」と思っていたのです。たったそれだけのことでこんなふうに思うなんて本当に私は母親の愛情に飢えているのだと思いました。

二十八日火曜日は、夜、食事にでも出かけようかとも思っていましたが、昨夜のこともあり出かけられないと言ったところ、ママはふてくされて一言も口をききません。昨夜の、マリア様のように思えたママはいなくなって、またいつものママに戻っていました。それでも妹と連絡を取ってその日は夕方から今度は渋谷にショッピングへ出かけて行きました。妹につき合ってもらえたからよかったようなものの、一日ふてくされたママといたら私はまたおかしくなっていたでしょう。

結局、来たときの二つの宅急便の箱が帰りは四つになり私の洋服とかまで持ち帰りました。分かってはいたものの今回も私のＳＯＳは届きませんでした。今日は一日中、大声で泣いていました。私もずっとＡ子ではいられませんでした。今すでに酷いＢ子の衝動が起こっています。またしばらく危険な、「愛情という名の食物」の貪りが続くでしょう。
では、また書きます。武さんもご自愛ください。

大切な武さん
あい子

# 逢おうよ

**10月**

| 日 | 月 | 火 | 水 | 木 | 金 | 土 |
|---|---|---|---|---|---|---|
| | | | 1 | 2 | 3 | 4 |
| 5 | 6 | 7 | 8 | 9 | 10 | 11 |
| 12 | 13 | 14 | 15 | 16 | 17 | 18 |
| 19 | 20 | 21 | 22 | 23 | 24 | 25 |
| 26 | 27 | 28 | 29 | 30 | 31 | |

**11月**

| 日 | 月 | 火 | 水 | 木 | 金 | 土 |
|---|---|---|---|---|---|---|
| | | | | | | 1 |
| 2 | 3 | 4 | 5 | 6 | 7 | 8 |
| 9 | 10 | 11 | 12 | 13 | 14 | 15 |
| 16 | 17 | 18 | 19 | 20 | 21 | 22 |
| 23 | 24 | 25 | 26 | 27 | 28 | 29 |
| 30 | | | | | | |

気が遠くなるほど遠く、気が遠くなるほど話しあわなくてはならない。
あるいは、それはすぐそこに、そして語る必要など何もなく。

# 十月三十一日

武　様

二十八日付の手紙受け取りました。

昨日の私はまだ、「ママー、ママー」と〔言って〕退行していましたが、今日の私は怒りの感情になっています。結局ママは初めに自分の言っていたこと「あいちゃんの代わりにお買い物——近所のスーパーとか薬屋さんとか本屋さん——に行ってあげるわ。お掃除もお洗濯もお料理もしてあげるわ」を何一つするでなく、妹とショッピングに行っても私のクレジットカードで買い物をしてるくせに〔私への〕おみやげ一つ買ってくるでもなく、最初から最後までお客様で居続けたのでした。この近所は二十四時間営業の大型スーパーはいくつもあるし、歩いて五分以内にコンビニは一〇軒近くもあり、本屋も薬屋も夜中近くまで開いています。ショッピングに出かけるとき、「薬屋さんで何々という薬を買って来てネ」と頼んでも、「薬屋は通らなかったから」とか、「デパートで何か買ってこようと思ったけど混んでいたから」とか……。嘘でもいいからもっと真面目な言いわけをしてもらいたいもんだと思いました。

これが武さんの本で、これが武さんからの手紙で、これが写真で……、と〔ママに〕見せました。ママは手記〔『うつ病者の手記』〕を持って帰ろうとしたので、「これは持って帰っちゃ駄目！　ここにいる間に読んで」と言ったのですが、結局持って帰ったようです。「武さんの本だけは絶対捨てないで、読み終わったら送り返して」と頼んでおいたのですが、少し心配です。

それから、解離性同一性障害というのは、武さんが思っている意味とは少し違っていて、早く言えば離人症とか多重人格のことです。私の場合、冗談みたいにA子、B子、C子と区別していますが、最近、自分でも全く記憶がなくなってしまう時間があって、例えば田崎先生とのカウンセリングで一時間のうち、三十分しゃべったことは覚えているけれど、後の三十分のことは分からないとか、どうやって帰ったか覚えていないというときに別の独立した人格になっているようなのです。あと、広場恐怖症も酷いですから……。

治療を進めていく上で、水商売に戻るとか、武さんのことを忘れるなんてことはないですョ。

『こころの科学76 神経症の現在[1]』のパート2の部分はすべて私に当てはまるような気がします。

先日『人格障害[2]』という本を値段を見ないで注文したのですが、な、な、なんと一万八〇〇〇円もしたのでびっくりしました。医学生が読むような大きな辞書みたいな本で、まだ開いてもいません。

武さんが東京に来るに当たってご両親に私の名前を出すのがまずければ、ナカちゃんの名前を出してはどうですか？　ナカちゃんの住所とか電話番号を知らせておいてもいいし……。私も実際、武さんに会いたくて仕方ないのですが不安も強くて、武さんは嫌かもしれませんが移動するタクシー代わりにナカちゃんを頼もうかと思っていたのですが駄目ですか？　武さんが私の病気を理解してくれているとは思っても、外に出てタクシーに乗れなかったらどうしよう、おしゃべりしてて急に話せなくなったらどうしよう、B子がでてきたらどうしようとかいろいろ心配なのです。ナカちゃんは、私と武さんが二人の世界に入り込んで放ったらかしにしていても全然平気な人ですから。反対に、武さんと二人きりで会ったことを後で伝えたとしたら除け者にされたように感じると思うのです。武さんが何日くらいこちらにいられるのか、予定とかまだ分かりませんから何とも言えないのですが、一日くらいはナカちゃんも会いたがると思うのです。だからご両親にはナカちゃんと会うことにして差し障りなければ私の名前を出してみればいかがですか？ナカちゃんのことも手紙のやり取りではなく、パソコン通信友達とか言ってみればどうですか？

それにしても、武さんのご両親の交際＝結婚という考え方は、それが普通ですョ。私の両親、特にママは、私が結婚でもしてそちら〔夫〕への依存が強くなると、〔私を〕自分のおもちゃにしておけない〔おけなくなる〕ということで、今まで一度も、もちろん病気になる前から結婚なんて口に出したこともありません。今までさんざんBFを紹介してきたし、私のところにくるたびにナカちゃん、双葉さん、塚ちゃんとかには会っていますが、どういうつき合いなのか聞くこともありません。この人たちのご両親だって私の病気のことは知っていますし、紙切れ一枚出す結婚なんて簡単です。でも私の頭の中は結婚＝危険、家族＝危険とインプットされていますからネ。私の妹はバツイチでその後も男性と同棲しています。〔私たちの両親は〕以前ははっきりけじめをつけるようさんざん言っていましたが、私が病気になってからは、私が死んだ後、妹をおもちゃにしなければいけないためか、彼女たちに結婚しろと言わなくなりました。――先月、妹が来たとき騙して体重計に乗っけたら、何と三一kgしかありませんでした。まるで小学生です。

私の両親のように、娘がレズだといっても、怪しげな場所で遊んでいても、何も言わずに自分も一緒になって遊んでいる方がおかしいですョ。

とにかく、私の十一月の予定は十一日火曜日が島津心療クリニックの日です。次はまだ分かりませんが二十五日以降だと思います。武さんの予定が決まり次第教えてください。

では、また書きます。

大切な武さん

あい子

十一月一日

武様

（1）日本評論社、一九九七年十一月。

（2）福島章・町澤静夫・大野裕編、金剛出版、一九九五年。

さすがに今日は身体が動きません。鉛のように重いです。テレビもつけることができません。これからしばらくバッハをかけておくのが精一杯のようです。

昨夜のナカちゃんからのＴＥＬのとき、まだ日時は分からないけど武さんが上京することを伝えました。私から言ったわけではないのですが、

「武さんが嫌がるかもしれないけれど、ぜひお会いしたいのでじゃましないようおとなしくしているから外出のときは自分も同席したい。何ならカズ君でも誘ってＷデートにしましょう」

と言っていました。もちろん私の家に泊まってもかまいませんが何しろＢ子を何日も抑えるわけにはいきません。家の近所に××ホテルがありますからそこを避難所にして、そこは私の方で用意しますから遠慮なく何日でも滞在して下さい。武さんとは生活の時間に時差があるので、その方がお互いいつものペースを護れて楽だと思うのですがいかがですか？　東京に来たときは遠慮しないで下さい。私もそちらに行ったら甘えますから……。

では、また書きます。

大切な武さん
あい子

# 十一月六日

武様

前回の手紙で、武さんが上京することに関して、私はまた押し付けがましい文章を書いたと後悔しています。どうしても気持ちの上で少しでも調子が良いと傲慢な仕切り屋になってしまうようで反省しました。But、二、三日前から私も面会謝絶状態になってしまいました。

宮崎君の鑑定書に出てくるねずみ男〔ねずみ人間〕のように身体はのそりのそりと……、自分が思うように動いてくれないし……。でもやっぱり気持ちの上での落ち込みの方がつらいです。何とかはい上がろうと、辞書のような『人格障害』の本も読んでみましたが、難しい言葉やら記号を並べているだけで、内容自体はもうとっくに頭では理解していることだらけでした。また、私の悪い癖でうつが酷いとよけいにうつ病のワーカホリックになってしまうようです。

私も今日は、「まだ生きてるよー」という報告しかできません。

先日、マリー&ローズで知り合った男性が、私がうつ病だと知って相田みつをの本を二冊贈ってくれました。が、開くことすらできません。

自分のことはコントロールできないのでせめて武さんだけでも苦しみから抜け出してもらいたいものだと思います。

では、また書きます。

## 十一月十日

武　様

五日付の手紙とテープ受け取りました。ありがとうございました。今日は武さんは診察日ですネ。無事行けたでしょうか。私は明日です。あいかわらず落ち込みが酷いので、思考力もありません。私の次の診察日は二十六日です。武さんの体調を見ながら予定が決まったら知らせて下さい。急だったら電話でもかまいません。

大切な武さん
あい子

## 十一月十四日

武　様

今日は「手紙を受け取ったよー」という報告です。では、また書きます。

大切な武さん
あい子

十日付の手紙受け取りました。

私は十一日火曜日、病院には一応行けたのですが、行きはよいよい帰りは怖い……、で診察の途中で過呼吸で倒れてしまって、また意識がなくなってしまいました。どうやって帰ったのかも分かりません。チーム療法もできなかったと思います。

その後、三日たちましたがまだ不調です。実際、私の体調もその日にならないと分からない状態です。〔武さんの上京の〕予定が決まれば何とかその日に合わせることはできると思いますが……。

それから、たとえ三人で食事をすることになっても何も気を遣わないで下さい。カズ君がもし参加したとしても——たぶんないでしょうが——武さんが私に、〔編集者の〕Tさんのことを「気を遣う〔必要のある〕人ではない」というのと同じです。反対に、私にとっては武さんの前ではA子でいられる方が楽なのです。間違っても武さんの前でB子になるなんて……、B子を他の人に見られるなんてとても耐えられません。それこそ死にたくなるでしょう。B子のときは誰がいてくれても困るのです。

カズ君は軽いうつ病で病院に行っているし薬も飲んでいるから、私も気を楽に接することができるのだと思います。

とにかく、武さんが上京したときは何もできませんが、お金のこととかは一切気にしないで下さい。武さんが気にすると私がもっと気を遣ってしまうのです。私がそちらに行ったときには何かしらお世話になると思いますから……。

私も未だ体調に自信がありませんから武さんも無理をしないで、強迫的にならないで体調〔の良し悪し〕によって連絡をして下さい。
では、また書きます。

大切な武さん
あい子

# 十一月十七日

武　様
秋色もようやく深まってまいりました。少しご無沙汰してしまいましたが、その後いかがお過ごしですか?
私は〔十四日〕金曜日の夜中過ぎからナカちゃんと二丁目に繰り出して、帰るときは二人とも大酔っぱらい状態になってしまいました。私の場合はお酒よりも薬に酔ったと言った方がいいですネ。でも、二人でワインのフルボトルを赤と白、シャンパンを二本、日本酒を一升近く、ビールにチンザノに……。酔って当たり前です。
その後、二日間はさすがにぐったりしてしまいましたが、外出して疲れて身体中が痛いとか、意識を失うというのはお酒のせいで……、という言いわけができて気分的には楽です。恐怖感とか不安感からわけが分からなくなることの方がつらいです。

ナカちゃんは本当にお酒を美味しいと思って飲んでいるのでしょうが、私はちっとも美味しいとは思えません。何かしら味が分からないなりにも美味しいと思えるものを見つけたいです。でも、もうこんな馬鹿げたことはしないでしょう。やはり、過食やうつから逃げるためにお酒に走ろうと思っても無理みたいです。

昨日、友達がインターネットのできるパソコンを持って来て、見せてもらいましたが、何だか私には難しすぎるようです。調子の良いときにカタログとかをじっくり見てみようと思ってはいますが……。

また今日も武さんに嫌われるようなことを暴露してしまいました。

寒くなってきて風邪も流行っています。ご自愛下さいネ。では、また書きます。

大切な武さん
あい子

# かおりちゃん登場

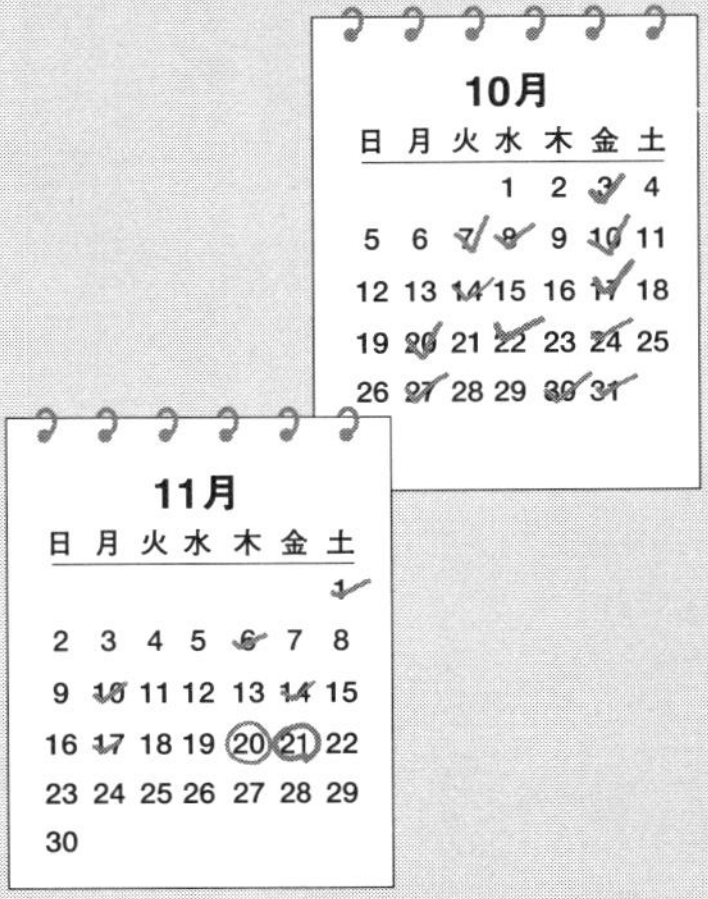

10月
日 月 火 水 木 金 土
1 2 3 4
5 6 7 8 9 10 11
12 13 14 15 16 17 18
19 20 21 22 23 24 25
26 27 28 29 30 31
11月
日 月 火 水 木 金 土
1
2 3 4 5 6 7 8
9 10 11 12 13 14 15
16 17 18 19 20 21 22
23 24 25 26 27 28 29
30

美しい身体。
それは誰のものでもなく、
かおりのものでさえなく。

# 十二月二十日

武様

たくさんの〔本についての〕データベースどうもありがとうございました。自分で本屋に行って探すことができない私にはとても助かります。摂食障害、過食、拒食症、アダルトチルドレン……、あたりはほとんど読んでいますが、まだ知らない本もありました。

うつに関してはいっぱい持っていると思っていましたが、このデータベースでは武さんの手記〔『うつ病者の手記』〕以外、ほとんど読んでいません。考えてみるとうつになってから本屋に行けてないんですものネ。

ところで私の最近の体調は十七日好調、十八日やや不調、十九日やや好調、そして今日二十日はどんとうつに落ち込んでしまいました。

武さんに言うと怒られちゃいそうなできことがあったのですが、書かずにはいられないので読んで下さい。ちょっと文章は支離滅裂になるかもしれません。

十八日火曜日、体調はあまりよくなくて朝から溜め息ばかりついていたのですが、前からの約束、それも私が頼んでの約束だったので夜、外出しました。一日から二十日まで、かおりちゃんが××町の××館というストリップ劇場でグラビアギャルのゲスト出演というのに出ていたのですが、どうしても一度は見に来て欲しいと言われていたので、行きは友達に頼んで一緒に行ってもらって見て、帰りは彼女の出番が終わってから××館からそのすぐ近くにある真由〔近所のニューハーフ〕の店に彼女と少し立ち寄ってナカちゃんに迎えに来てもらって帰るというコースで〔外出することにしま〕した。

　正直言って見るんじゃなかったという感想です。ゲストなのだから――〔ストリップというものが〕あんなに過激だと思ってもみませんでした。

　私は彼女とその前後の二人くらいの女の子しか見なかったのですが、他の女の子たちはある程度ボリュームもあり「あーきれいな身体だなぁ、うらやましいなぁ」と思っていたのですが、胸は大きいとはいえ骨の浮き出た身体で踊っている〔かおりちゃんの〕姿はあまりにも痛々しくて涙が出そうになりました。以前よりもっと痩せてしまっていたのでしょう。何も食べないで周囲にいろいろと気遣いながら過ごしているんだろうナとつくづく感じました。

　でも彼女はお金に困っているわけでもないのに、好きでやっているのだから私は何も言えません。毎日、夜中、仕事が終わると電話してきて「今日はお客さんからいっぱい差し入れがあった」とか「チップを何万円もらった」とか話していたのですから……。そして毎日楽しくて仕方ないとも言っていたのです。

　ところが真由の店に行って少しサラダを食べたとたん、トイレから一時間も出てこなくなったのです。「どうせ吐いているんだろうナ」と思っていたのですが、吐きすぎて倒れていたのです。

ちょうどナカちゃんが迎えに来てくれたので、おんぶして私と真由と他のニューハーフの人たちとで彼女が泊まっている近くのホテルまで送って行きました。

そしてホテルに着いたとたん彼女は錯乱してしまったのです。「もう嫌だぁー、嫌だぁー、嫌だぁー、ギャアー、何で私が知らない男の前であんなにニコニコして裸踊りをしなきゃいけないんだぁー、もう死んでやるぅー」とわめき散らしながら何度も9Fの窓を開けて――もちろん、柵はあるのですが――飛び降りようとするのです。とりあえず、いけないとは思ったけれども私の持っていた安定剤を飲ませてフロントにときどき様子を見て欲しいと頼んで帰りました。ずっと私たちがついていると、よけいに泣きわめくのでかわいそうだけど帰りました。私は自分が錯乱してても自覚しているし、別に驚きもしませんでしたが、ナカちゃんは「あんなに人間てコインの裏と表のように人格が変わるものなのか」と考え込んでいました。その日のかおりちゃんはお酒なんてほとんど飲んでいなかったのですが……。

私を送った後、ナカちゃんは一人で二丁目に行く予定だったのですが、私も疲れてはいても一人で家にいたらかおりちゃんの舞台が頭から離れそうになかったので、少しだけ二丁目に寄って帰りました。もちろんお酒なんて全く飲めませんでした。

というできことがあったんです。今日になっても、まだかおりちゃんの踊っている姿が頭から離れなくて苦しいです。

まだ何かしら書きたいのですが、今日はこの辺でペンを置きます。また書きます。

大切な武さん
あい子

# 十一月二十一日

武様

十九日付の手紙、受け取りました。

ときどき、武さんは私の手紙についての感想を書いて下さいますが、「張りのない手紙」とか書いてあると、「これは書いちゃいけないのカナ」とか「もっと元気なときだけ書かなきゃいけないのカナ」とかいろいろ考え込んでしまいます。昨日はかおりちゃんのことを書きましたが、それも「出さない方がいいのカナ……」とか。でも私たちは今、手紙だけのやり取り〔でのつき合いなの〕だから、手紙によってしかお互いのことは分からないのだから仕方ないですネ。

もちろん、私は武さんに会いたくてたまらないです。ただ私は待っている身だから武さんの方が大変なのです。だから武さんの体調に合わせて下さい。B子のときは武さんにいてもらうと困りますから、日程が決まり次第近くのホテルは予約しておきます。何日〔間の滞在〕でもかまいません。これはまた私のわがままかもしれませんが、武さんが東京にいる間中、私の部屋にいると思うと、窓ふきから床磨きまでしてしまうかもしれません。だから、近くにいてお互い体調が良い時間に会いましょう、悪くなればその時間は離れていましょう、という感じで……、と考えています。何しろ私と武さんでは生活に時差がありますから、お互いがいつものペースでという方が楽だと思うのですがどうでしょう?

私だって、武さんが来るからと〔いって〕どこに行って何をしてなんて、ママのときのようには考えていません。もし、朝から晩まで一緒にいたら、武さんが起きている時間は私も起きていなければいけないとか、いくらセルフサービスにしましょうと言っても、お茶を入れた方がいいかしら、食事は何がいいかしら、寒くないかしら……、と本当に無意識のうちに気になって仕方ないと思うのです。押しつけがましい親切が始まってしまうのです。武さんが上京してすぐに調子が悪くなってずっと〔ホテルに閉じ〕こもったとしてもそれはそれでかまいませんから、お互い体調が良いときに会いましょう。とにかく、ホテル代とか全く気にしないで来て下さい。私にもまだいろいろとコネはありますからネ。

私は二十六日が病院ですから二十七日はちょっと無理でしょうが、その後は早くても二週間は病院はありませんからいつでもOKです。楽しみに待っています。電話は夕方以降ならいつでもかけて下さい。

予約するホテルは私の部屋から歩いて五分もかかりませんからいろいろと便利なところです。武さんにずっとつき合って朝から晩まで一緒に行動〔すること〕はできないでしょうが、例えば食事するところとかは本当に遅くまでいろいろありますから、悪いけどそれは勝手に好きなところですませて下さい。私はやはり食べるということにおいて止まらなくなったらどうしようという緊張とか不安が出てきてしまうので、調子が良ければそれだけはお願いします。

大切な武さん

あい子

ぼくは一九九七年十一月二十八日から十二月四日にかけて、あい子、正確には主《ホスト》人格のA子に会うために東京に赴いた。

二十年来の悪友が大学で講師をしており、彼が新しく発売されるソフトウエアの説明会に行くと言うので一緒に行くことにした。経済的に貧しいので高速バスを利用した。その長時間の乗車に耐えられるかどうか自信がなかったが、悪友と一緒だったのでなんとか持ちこたえた。

バスの中で、ポケット壜をラッパ飲みしながら眠剤を飲み休んだ。バスの中から電話をかけることになっていたのだが、機械の調子がおかしくかけることができなかった。——あい子に最初に会ったとき、開口一番に「電話がかかってこないのですごくいらいらして心配した」と言われた。

早朝に着く便であったが、あい子は前日から宿泊していることにして、早朝にチェックインしてもかまわないようにとりはからってくれようとしたが、ソフトウエアの説明会が午後からであり、ホテルに着くのも夕方になるので遠慮した。

あい子のマンションに入ると、ものは整然と置かれてあるのに、ある雑然とした印象を受けた。それはたぶん、部屋の広さに比べてものが多すぎたからであろう。リビングのソファに座ると、あい子は「武さん、何を飲む?」と聞いてくれた。さまざまな種類のジュースやソフトドリンクがあった。あい子は飲み物だけではなく、果物やお茶菓子、おしぼり、灰皿を出してくれた。これもはいかにもA子らしい気配りだと思った。

あい子と向かい合って座る。お互いやや緊張していたと思う。あい子の顔は写真で知っていたが、うつ病者が緊張したときに見せる独特の輝いた目をしていたのを覚えている。あい子と話をすると、対話が成立しにくかった。一方が饒舌にしゃべることが交互におこなわれる形であった。これもうつ病者の特徴であると思われる。あい子の話しぶりはいわゆる女っぽさをほとんど感じさせないものであった。

ふとトイレに行き、戻ってみると灰皿が取りかえられていた。ホテルで飲みたいからと、あい子に酒を求めると、あい子は大きな箱に入った大量のポテトチップを見せてくれ、その中から二袋もらうことになってしまった。眠剤と胃薬もあい子からもらった。

ホテルに戻るとき、玄関の外のフェンス越しにあい子が手を伸ばし握手を求めてきた。それはぼくにとってかなり意外なことであった。あい子の、ある無理が感じられたのである。

その二、三日後、ナカちゃんを交えて食事に行った。あい子がいないとき、あい子が癌であることをナカちゃんが教えてくれた。A・タルコフスキー「惑星ソラリス」に出てくる首都高や赤坂見附のあたりを走ってほしいと言ってあったら、ナカちゃんは遠回りをして車を走らせてくれた。ただ、ナカちゃんご自慢のベンツの戦車ではなくオペルであった。あい子が「えーっ、ナカちゃん戦車じゃないの?」と言ったのを覚えている。A子らしい言い方だと思った。助手席にぼくが乗り、その後ろにあい子が乗った。途中、あい子が「はーい、あれが東京タワーでございまーす」とおどけて言った。これもいかにもA子らしい言い方だ。

あい子は色の濃いサングラスをかけていたので、中華料理店の二階席の階段にあがるときぼくの腕にすがりついた。これもまた意外なできごとであった。というか、非常に不自然な身体の接触であったと思う。北京ダックのコース料理を食べながらくつろいで話ができたように思う。ただ、このときに限らないが、滞在中にぼくは慢性的な疲労感を覚えていた。だからその後は、あい子とナカちゃんだけで、マリー&ローズに行った。

××ホテルからその後近くの△△ホテルに移るとき、あい子に本と汚れた下着を託したのであるが、ぼくが断ったにも関わらずあい子は下着を洗濯してくれた。一週間の滞在中、神保町に行くか、ホテルで眠っているかの生活であった。都会的なさまざまの商品や情報、サービスにはぼくはほとんど無関心だからである。

東京を去る一日前、やはりナカちゃんを交えて六本木の寿司花に行った。

あい子のマンションでナカちゃんを待つ間、あい子と少し話したが、向かい合って座っているので、「ぼくの隣に座ってくれないか」と言った。あい子の性的嫌悪がひどいという認識がぼくにはなかったので、ぼくはあい子とキスをしたいと自然に思ったのである。あい子は人一人座れるくらいの感覚をとってしきりにマニキュアをぬりだした。そして、それにも耐えられなくなってキッチンの床磨きを始めてしまった。寿司花に行くまえ、「マリー&ローズに行きたいな」と言ったら、あい子はやや冷たく「今日はいかないよ」と言った。これもまたA子らしい言い方だ。

寿司花のカウンターに座ると、まずあい子が即座に白子を注文したので、「あい子さん、それ何?」と言うと、「武さんも食べてみる?」といって勧めてくれた。その後、あい子が大根おろしに薬味を混ぜたようなものを食べているので「それは?」というと、「これはあげない」と言った。何か顔をくしゃくしゃにして言うその姿は、依怙地な老婆のようでありまた、わがままな少女のような印象を受けた。いずれも、A子の姿だと思った。この会食の後も、あい子とナカちゃんだけでホモバーに行ったようである。やはりぼくはたとえホモバーでなかったとしても、夜のクラブに行く体力はなかった。

寿司花を出て、ぼくはホテルまで送ってもらったのだが、途中後部座席に手をまわし「あい子さん、手を繋ごう」と言ったのを覚えている。ナカちゃんが同性愛者であるからこそできる不思議な体験であった。あい子はこたえてくれたが、あい子としては少し無理のあることだったようだ。

ぼくは手紙を通じてC子と出会った。しかし、仮にぼくが都内に住んでいて彼女と頻繁に会う機会があったとしたら、ぼくの前に現れるのはA子だけだっただろう。そうして二人の関係は、そう早くない時期に破綻していたかもしれない。

# 言えなかったこと

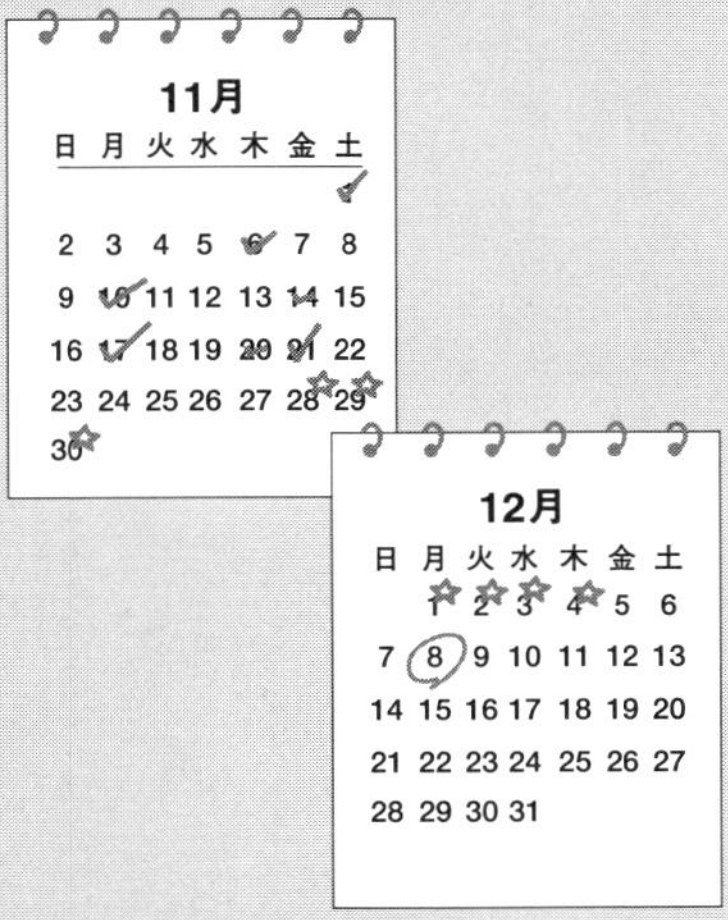
11月
日 月 火 水 木 金 土
1
2 3 4 5 6 7 8
9 10 11 12 13 14 15
16 17 18 19 20 21 22
23 24 25 26 27 28 29
30
12月
日 月 火 水 木 金 土
1 2 3 4 5 6
7 8 9 10 11 12 13
14 15 16 17 18 19 20
21 22 23 24 25 26 27
28 29 30 31

それはすごく切なく、でも仕方なく、ただ混乱していた初冬の帝都の思い出。

# 十二月八日

武様

寒さ日ごとに加わるころとなりました。

そちらに帰ってからどっと疲れが出ていることと思われますが、その後いかがですか？　私は少し治まっていた非現実感、離人感、いらいらなどがまた出てきました。武さんに会ったことも現実だったのか夢だったのか分からなくなっています。でも会えたことはとても嬉しかったです。あまりおかまいできなかったのが少々心残りではあります。

　でも、でも、でも……、私は武さんと長いおつき合いをしたいので正直に言います。水曜日、武さんが家に来てくれたとき「隣りに座って下さい」と言ったでしょう。あのとき、本当は鳥肌が立ちました。それでお寿司屋さん（のカウンター）ではナカちゃんを挟んででなければいられなかったのです。頭では武さんは安全だと分かっていても、やはり私は男性恐怖症ですから、初対面に近い男の人の近くにいるということは耐えられないのです。これは「慣れ」という時間が解決する以外にないと思うのです。大好きな武さんでさえそうなのですから……。

　私から無意識に手を繋いだりそばに寄ることができるときはいいのですが、武さんから言われてだとどうしても無理をしていることになるのです。本当にそんな些細なことでおかしくなってしまうのです。次に会うときはこの前ほど酷い緊張はなくなっていると思いますが……。

車の中で「手を繋いで」と言われたときも大好きな武さんだからなおさら嫌だと言えなくなってしまって……。頭では嫌じゃないのに、男性だというだけで身体が反応してしまうのです。ごめんなさい。

これを読んで武さんがどう思ったかを考えると、またすごく不安ですが……、口では言えないし書かずにはいられなかったので書きました。

明日は病院で、今日も精神状態はよくないので、また書きます。どうぞご自愛下さい。

大切な武さん

あい子

*and Some Persons in Aiko*

誰！　怯えている。怖い。
それは名前がない。
しかし、あい子のすべてを知っている。

この一九九七年十二月より、あい子から来る手紙の量が激減する。ぼくからの手紙も激減する。そして、以前ならお互い相手からの返事を待たずに手紙を書いていたのだが、ほぼ正確に手紙が往復するようになる。

一つには、あい子は冬場にかなり心身ともに弱るからであり、またぼくもうつ状態がひどくなり翌年の五月には入院するまでに至った。退院後は、一ヵ月ほど小康状態を保ったがその後一年半ほどアルコールと眠剤に浸るようになっていった。このころからぼくのアルコール依存症が本格的に始まるのである。ぼくの四度目の自殺未遂もあった。お互い体調は悪くなる一方で、手紙のやり取りが困難になった。

このあと、本書には収録できなかったが、芸能界の友人を含め、あい子のまわりにいる非常にたくさんの人々が自殺してゆく。ある時期から、生きていたくない、死にたいという手紙が増えてゆく。だがそのような絶望の声を聞くことのできるのは主治医かぼくしかいないのである。あい子は心配をかけまいとして、A子としてつき合う友人にはつらさを打ち明けることができない。彼女は人の世話を焼かないと、いつも微笑んでいないと愛されなかったのかもしれない。いや、そうしてきたにもかかわらず酷い仕打ちをされてきたのかも。

この後は、あい子の解離性同一性障害、多重人格の訴えのなかからいくつかを記しておきたい。

そして日々は過ぎ、二〇〇一年の秋、ぼくとあい子の間に意外な関係が始まる。

## 一九九七年　十二月十七日

武　様

今年もあと二週間になりました。何もしていなくても確実にときは過ぎるものですネ。せっかく武さんからいろいろな質問のお手紙をいただいているのに、少ーし落ち込みから抜けつつありますが、いまだに思考力もなく手の痺れも酷くて、書けない自分を歯がゆく思います。今も寝っ転がって書いている状態です。

少しだけ質問に答えます。私のよく言う「いやーな感じ」は、たぶん「不安」〔の症状〕だと思います。「固まる」というのは全く身体が動かない状態です。何かを考えているときもあるし、考えることすらできないときもあります。頭で考えても、身体は動かないので行動はできないです。瞬きすらしません。こういうときの考えは、それに囚われて考えすぎるのでつらいです。

過食は、身体のどの部分が食べ物を求めているのかよく分かりませんが、たぶん心だと思います。過食で身体を痛めつけてその痛みで何かから逃げているのでしょう。

武さんの方から近づいて来たときにC子になるわけではありません。C子とは少し違います。武さんが普通の男性だから恐いのだと思います。ホモのナカちゃんは、最初から平気だったけど[1]、双葉さんにしても塚ちゃんにしても十年以上私は「だめョ、だめョ、だめョ……」と一緒にいても一m以上間をあけて壁を作り続けて、〔彼らが〕全く私を女性として見なくなって、初めて彼ら〔に〕は私の部屋にも入ってもらうことができたのです。私にとって初対面の武さんはまだ安全牌ではなかったからだと思います。やはり時間が必要でしょう。

私の解離性同一性障害とは、たぶん私が自分の記憶のないとき、A子、B子、C子以外の人格があるみたいです。手紙を書いているときは、もちろん意識があるので解離はしていないでしょう。解離性同一性障害と男性恐怖症は関係ないと思います。

私の場合、男性恐怖と言うよりも性的恐怖と言った方がよいでしょう。性欲は全く拒食状態です。なぜかは分かりません。子どものころ、何かしらトラウマになるようなことがあったかどうかは記憶がないから分からないし……。ただ、摂食障害者において、過食症者は男性恐怖、セックス恐怖、レズ、拒食症者は俗に言う淫乱になる人が多いようです。妹は拒食ですが、男性とのつき合いは昔から手あたり次第といった感じですもの。

この前、田崎先生に、

「カウンセリングを二年以上続けているけど、やっと最近あなたのことが少しだけ分かって来たような気がする」

と言われました。今までは、何でこんなに症状が酷くなるのかさっぱり分からなかったそうです。何が分かったのか少し気になりましたが、そのときはその質問をする元気もなかったのでそのまま帰りました。

こんな返事では武さんの質問の答えにはなっていませんが、また思考力が戻ってきたら少しずつ答えていきたいと思います。

では、また書きます。

大切な武さん

あい子

一九九七年十二月十七日

(1) 後年、あい子はホモの男性たちと隣り合っている写真を送ってくれた。生物学的には男性でも、その人がホモというだけでそのような接触ができるのである。さる大学教授のマサちゃんという男性があい子の隣にいたのだが、あい子のことばで言えば「マサちゃんってホモでオジンでデブで、外見は理想のおじさん」である。マサちゃんにはまおちゃんという男の奥さんがいるのが、まおちゃん公認で彼は夜な夜なホモバーで男の子を口説いている。しかし、まおちゃんはあい子に女性らしく愚痴っぽくこぼすことも多いらしい。マサちゃんは「あいちゃん、3Pやろうよ」とあい子に言ったとのこと。マサちゃんがホモの男の子と愛し合ってる姿を、彼女にビデオで撮ってもらいたいのだそうだ。マサちゃんは、最低血圧一五〇、平常血糖値三〇〇、耳鳴りが止まらないと言いインシュリンを打ちながら酒を飲む。

# 一九九九年　六月十八日

武　様

お手紙ありがとうございました。昨日までの暑さとはうって変わり、今日からは梅雨らしくなりそうです。私の方も圧迫骨折のため、しばらくペンが持てませんでした。

十二日に田崎先生の最後の診察を受けてから、身体にポッカリと大きな穴が開いてしまい、何も考えられない何もできない状態に陥っています。その診察は、次の先生を誰にするか？　を決めることだったのですが、正直言って残ってる先生方はみな私と波長の合わない人たちばかりなのです。

もう薬を処方してもらうだけで、カウンセリングはしてもらう気がないので、誰でもよいから田崎先生に決めてもらったのですが中でも最悪の人になってしまったのです。直接、診察を受けたことはないし、結構いろいろな雑誌にも出たりして有名な先生なのですが、まず生理的に――顔が――駄目なのです。そして診察以外の場所で、例えば私がナースセンターで点滴とか受けているといつも自分の患者さんを非難するようなことを言っていたので――「あー、あいつのおかげで随分残業になっちゃったよー」とか、「あの女はとんでもないやつだよな」……、とか。

前から嫌な人だなとは思っていたのですが、結局最初から期待してガッカリするより――依存し過ぎないように――まあこんなものかって思う方がいいだろうということで、その服部先生に決まりました。ますます病院に行く腰が重くなりました。島津先生や田崎先生のように仕事が面白くて使命感を持ってる人もいれば、服部先生のようにサラリーマンドクターもいるんですよネ。

話は変わりますが、私は冗談のようにA子、B子、C子とか言ってますが、それぞれに人格があるらしく、解離性同一性障害の診断にもなっています。ただ、自覚しているし、B子、C子のときは面会謝絶だし、あまり他人の前では出てきません。でも人間は誰でも二重人格ぐらいはありますよネ。例えば素顔の康男ちゃんとアル中の康男ちゃんとか、無意識に男性の前では媚びを売る女の子とか……。

ところが孝ちゃんも本物の多重人格だったのです。孝ちゃんには四人くらいの独立した全く別の人格がいるとは思っていたのですが、最近、日曜の夜中になると孝ちゃんの中のりょう太という人格が電話をかけてきます。りょう太が出て来るのは私とナカちゃんにだけなのですが、もともとの孝ちゃんとは正反対の人格なのです。ナカちゃんには、

「今、俺はりょう太だから俺のことは、孝は知らないはずだ」

と言ってるらしく、私との会話ではいつも、「あい子!」と呼び捨てになっていて、イメージ的には松田優作か最近の人で言うと反町君のような男らしいタイプの男の子なのです。

私との会話中はりょう太以外にも二人くらい出て来るので話は支離滅裂です。そして、孝ちゃんは電話をかけたことすら何一つ覚えていないのです。[1]

あまりにも頻繁にりょう太がかけてくるので、先日孝ちゃんに何げなく「りょう太って知ってる？」と聞いてみました。最初は知らないと言っていたのですが、実はりょう太というのは、孝ちゃんが中学のころから、自分がもう駄目だと思ってどうしようもなくなったときに、いつも相談して助けてもらっていたと言うのです。孝ちゃん〔の主人格《ホスト》〕にはりょう太だけは分かっているようです。

それにしても、私も自分のことは別にして、いろいろと多重人格の本とか読んできましたが、身近にこんなにもはっきりとしたモデルがいるとは……。

最近、康男ちゃんの飲み方が酷いらしく、全く記憶がなくなるそうです。記憶のない間も飲んで歌を歌って大騒ぎしているのですが、本人が覚えていないのでお昼とか夕方に帰ろうと思ってもまだまだ飲み足らない、歌い足らない状態で帰るそうです。満腹にはなっているのに満足感がなくていつまでたっても食べ続ける私と同じですネ。康男ちゃんが子どものころ、母親に首を締めつけられて殺されそうになったトラウマとかも関係があるのでしょうか。

ナカちゃんは毎週日曜の明け方、康男ちゃんと孝ちゃんを迎えに二丁目に出てるみたいです。が、いつもダウンした孝ちゃんだけを連れて帰って、飲んでいる康男ちゃんには体力的につき合いきれないみたいです。

来週の二十三日には、〔ナカちゃんが〕去年はまったこーすけが独立してお店をオープンさせます。もちろんスポンサーはナカちゃんです。そのことで二丁目ではかなりトラブルがあったみたいで、ナカちゃんからもいろいろと相談を受けたのですが、今回私は一切タッチしませんでした。(2) 私自身がA子になる元気がないのです。最後にA子でいられた先月のグローブのコンサート、そして食事会のときの写真を同封します。普通に見えても全員が困った人たちなのですネ。

今年は聖子のコンサートがないので頑張ってグローブに行ったのですが、もしこれから聖子のコンサートがあっても今の私の状態では私も行けないでしょう。

何だか私の文章も支離滅裂になっていると思いますので、また書きます。不快指数の高い毎日が続くでしょうが、くれぐれもご自愛下さい。

大切な武さん

あい子

(1) 康男、孝はもちろん同性愛者である。孝は、中学のころから、電話一本でホテルの個室におもむき、男性相手に売春《ウリ》をしていたとのこと。客から覚せい剤《シャブ》をうたれたこともあるらしい。

「最近、〔ナカちゃんの〕娘さんにアレが始まったらしくもう子どもも産めるのだから、絶対に康男ちゃんか孝ちゃんとの子どもを産ませたい、そして男の子なら自分が育てるとか馬鹿なことを言ってます。——孝ちゃんたちは相手が女なんて絶対イヤダと言ってましたが……。」〔一九九九年三月二十四日付、あい子の手紙より抜粋〕

あい子と孝の会話は、たとえばこんなふうである。

A「孝ちゃん、何飲む?」

T「あいちゃん、ぼく、バナナジュースがいい」

A「孝ちゃん、はい、ジュース」

T「あい子！　酒、持ってこい！」

(2)「警察の件では、早く言えば埼玉のストーカー殺人のときの警察の対応のようなことがありました。ストーカーじゃなくて覚醒剤だったのですが。

ある友人が覚醒剤にはまってしまいまして、もう数百万円も注ぎ込んでいるというのです。そのまわりの友人たちから、もう自分たちの手におえないのでと相談されて、私にもどうして良いやら分らないので警察に相談した方がいいのかもということで、新宿警察にTELしたところ『警察はもっと大変な事件で忙しいのだから、たかが覚醒剤ぐらいでいちいち捜査してられない。その子もいずれシャブでもっと大きな事件を起こすかもしれないから、そしたら嫌でも捕まるだろうから、あなたもそんな子のことは放っておきなさいョ。友達やめたら？』という返答でした。もちろん、こちらの素性を明らかにしてただのチクリじゃないことも言った上でです。

あんまり頭にきたので、今度は警視庁の相談室にTELしたところ、またもや『今、こんなに警察が叩かれているときに、そんな対応するわけないでしょ』という返答でした。みながみな、そうじゃないでしょうけど、やっぱり警察なんてしょせんそんなところなのですネ。また、人間不信に陥る事実を増やしただけでした。

その友人とはナカちゃんの彼氏の一人のこーすけ君なのです。ナカちゃんもこーすけ君がやっていることは知っていたのですが、何しろ彼は貸したお金さえ返してもらえれば、あとは何をしていようが関係ない、ただで手に入るものなら自分も使いたいとさえ思っている人なので話にもなりません。困ったもんだ。」〔二〇〇〇年三月二十日付、あい子の手紙より抜粋〕

## 一九九九年　八月三十日

武　様

朝夕、いくらかしのぎやすくなりました。押しつけがましく、寂庵法話集を送りますが暇潰しにでもして下さい。実は私は全然聞く気にならなかったのですが、武さんへダビングしようと強迫的に気持ちを持っていって、やっと聞くことができました。

二十六日は島津心療クリニックの日だったのですが、前日の夜中、B子の大暴れで救急車を呼んだのでそのまま外科の病院の車で看護士（男性看護師）さんに付き添ってもらって行きました。腰痛も酷くて歩けなかったので一人では無理だったでしょう。[1] それにしてもA子の状態だと水を飲んでもタバコを吸ってても腰に響くのに、B子のスイッチが入るとおかまいなしです。自分で自分の首を絞めています。

その日の予約は夕方四時だったので、三時半ころにはクリニックに着いていたのですが、診察室に入ったのは夜十時半でした。七時間待ちです。[2] 昼間、ボーダーラインの患者さんが二人いて大暴れしたらしく、どんどん時間がずれたみたいです。私が最後じゃなくてあと五、六人待っていたので、先生も患者さんも、また真夜中コースでしょう。最近、島津心療クリニックは全国から手に負えない重症の患者さんが紹介状を持って集まるらしくて混む一方です。

「どうしてこんなに痛いのにB子は出てくるのでしょう?」と聞いたら、「B子は一つの人格になっているので仕方ない」と言われました。A子に戻ったときは、あちらこちらの酷い痛みだけが残ります。やはり私は被虐待児だったらしいので、他から虐待がない場合自分で自分をB子の存在で虐待してそのトラウマ状態にみずから突っ込んでいくというメカニズムになるらしいのですが本当に困ったものです。私は冗談のように、A子、B子、C子と言っていますが、先生に言わせると自覚のない存在もあと二人くらいいるそうです。せめてB子、C子の存在だけでも認めてあげて、主人格《ホスト》のA子が説得するようにも言われました。結局帰りは夜中になったのですが、階段を上がるのも大変でした。

ところで今、孝ちゃんはルボックスを飲んでいるのですが、そのおかげかどうか少し落ち着いたように見えますが、本当は被害妄想と不安でいっぱいいっぱいになっています。ただ、ナカちゃんとか康男ちゃんの前ではいい子のふりをした孝ちゃんでいるだけなのです。私には、ちらちらっと不安などを訴えるのですが、ナカちゃんにはそれが面白くないのでしょう、「最近の孝ちゃんはキレてないのでつまんない」とか言って、わざとりょう太を誘発するような態度をとるのです。(3) もう信じられない。ナカちゃんて本当に他人の不幸とか悩みを面白がってしまう人なのです。私とはそういうとき、大喧嘩になるのですが、孝ちゃんなんてりょう太にならなければ怒れないのですからかわいそうです。最近、ナカちゃんと口をきくのも嫌になっています。

他人の価値観とかに文句をつける気はないのですが、私もナカちゃんの心理はどこか間違っていると思います。親切でやさしい反面、とてつもなく冷たくなるし、自分の得にならないことは無視するし、トラブルが起きるととっとと逃げるし。本当になにが○でなにが×か分からないです。頭のおかしい私が言うのも変ですが、私は自分に攻撃の矛先を向けても他人を傷つけることはあまりしてないと思うのですが。

来月はナカちゃんのバースデーがあるので、またいつものメンバーで集まると思いますが、とにかくこの腰が治らない限り無理です。痛風の発作が腰まできてるらしくて——もちろん足もですが——座骨のまわりの筋肉が炎症を起こして激痛となっているそうです。

では、また書きます。

大切な武さん
あい子

(1) 一九九八年七月中旬、あい子は急に痛風を発症する。数時間の内にみるみる左足が紫色に腫れあがったそうだ。腎臓病の合併症であるらしい。あい子は麻酔なしで歯を三本抜いたことがあるらしいが、歯科医の話では麻酔なしに銃弾を取り出すくらいの痛みだということ。あい子が意識を失っているうちに抜歯された。しかし、麻酔なしの抜歯よりはるかに痛いとのこと。この手紙が来たころ、痛風の症状は腰にまで及んでいた。経口モルヒネも気休めにしかならない。

(2) 近年、島津心療クリニックの混み具合がひどいらしく、予約の午後二時半に着いたものの診察室に入ったのは夜中の十二時半、家に帰ったのは夜中の二時というような日もあったそうだ。待ち時間に安定剤やモルヒネの点滴をしながら、スタッフの女の子にジャンクフードを買いにいってもらい、B子になることもあるとのこと。

（3）その後、孝ちゃんの回復は見られなかったようである。

「孝ちゃんがかなり分裂してまして、いろいろな人格の孝ちゃんがTELしてくるので私の頭が大混乱してます。最近、アルコール、薬、リストカットも酷いみたいで、この寒い中、外出のときはいつも裸足で歩いているそうです。困ったもんだ！」〔二〇〇一年一月三十一日付、あい子の手紙より抜粋〕

# 二〇〇〇年　七月十八日

武　様

梅雨あけの暑さも日ましに強まるこのごろです。十八日、宅急便届きました。またもやいろいろと楽しい詰め合わせをありがとうございました。めかぶほか、すごく嬉しかったし、あなごロールもとってもGOODでした。気分だけでも少し元気が出ました。ビー玉は洗面所に転がしておこうと思っています。

やはりこれだけ暑くなると息苦しいです。空気が薄いというか、必死に息をしても酸素が入ってこないみたいです。毎年のことと言えばそれまでですが、私にとって身体的に危ない季節に突入しました。

十三日の病院で、ドクターに「七人の人格が四人くらいまでまとまってきてる」と言われました。でもその中の二人が、一人は躁人格、もう一人はうつ人格の極端に酷い人格らしいのです。その二人をなだめてすかしているまた別の人格がどこまで頑張ってくれるか？　私は冗談のように、A子、B子……、とか言ってきましたが、ドクターはそれぞれの〔人格の〕名前も聞かされているらしくてびっくりです。本当のところは私は今でも自分がDID〔解離性同一性障害〕であることを認めていないので、何だか混乱しています。やはり記憶が飛んでいるときは誰かしらが出て来ているのでしょうか？　自分が恐いです。

ところで私が送った本の中で、『アダルトチルドレン・シンドローム』(1)と『家族の中の心の病い』(2)がもしありましたら、武さんが読み終えた後でいいですから送ってもらいたいのですが。ビデオと一緒のときでかまいませんから。お手数かけてすみません。

それでは今日のところはとりあえずお礼まで。本当にありがとうございました。まだまだ暑い日が続きます。くれぐれもご自愛ください。

大切な武さん
あい子

ＰＳ
宅急便の中に郵便局の振込書が入っていたのですが、これはどうすればよいのでしょうか？

(1)『アダルトチルドレン・シンドローム』ウェイン・クリッツバーグ、斎藤学監訳、白根伊登恵訳、金剛出版、一九九八年。
(2)『家族の中の心の病』斎藤学、講談社、一九九七年。

# 二〇〇〇年　八月十二日

武様

十一日、宅急便届きました。トマトに続き、今年初めてのぶどうです。H県にもぶどう園てあるのですネ。とてもおいしくいただいています。本当にありがとうございました。

十日の病院は何とか行ってきました。その時間の恐怖といったらとてもことばで表現できませんけど……、ネ。ドクターは、私だけど私の知らない人ともしゃべっているみたいで、その人が出てくると私〔の主人格《ホスト》〕は後ろに下がっているそうです。早く横に並んで対話ができればいいのに……、と言っていました。その人にも自分の正体を私に知らせるように頼んでるのだけど、今はまだ拒否されているとか……。本当に不思議です。でも、実際に空白のある時間があるわけだから嘘とは言いきれないし……。

武さんにとっても、お兄様の家族と顔を合わせてしまう大変なお盆休みですネ。でも人間てみずから恐怖のトラウマ状態に飛び込んでゆく心理があるらしいから、そんなに嫌ならどこかに逃げちゃえばいいのに……。といっても身動きできないのではないでしょうか。お兄様の家族がご両親と一緒にいる状況を見たくはないけれど見ないわけにもいかない、これは私の勝手な推測ですが……。

私はこの三日ばかりまた一睡もできないので、夜中、島津先生の電話相談を聞いています。その中である女性が〔……〕[1]。

何だか私の腐った脳味噌も混乱してきましたので、また書きます。武さんも何とかお盆を乗り切って下さい。本当にありがとうございました。

大切な武さん

あい子

ＰＳ

〔裏〕ビデオじゃなくてガックリだったでしょう。武さんのお口に合うかどうか分かりませんが試してみて下さい。

（1）プライバシー保護のため割愛する。

# 二〇〇〇年　九月二十二日

武　様

朝夕どうやらしのぎやすくなってまいりました。先日の大雨、武さんの家の方は大丈夫でしたか。天災に遭った人たちは怒りをぶつける相手もなく大変気の毒だなあと思う反面、私も災害で死にたいと思ったりもしています。武さんだから言えることですけど。

遅くなりましたが月刊『××』と写真ありがとうございました。本当にそちらの方は情緒があっていいところですネ。何だかほっとします。武さんもすっかり痩せちゃって……、大丈夫ですか。

私はいまだに絶望感、空虚感でぽっかり穴があいたままです。毎日微熱と酷い頭痛などが続いています。この二週間の記憶も定かではありません。とりあえず外科、内科の病院には行ったようですが、外出先で錯乱状態になったのか気がつくとメガネが割れて頭が切れてて、腕にいっぱい青痣ができていたりして……。またいろいろな人の手をわずらわせてしまい、自己嫌悪と罪悪感でいっぱいです。精神的に崖っぷちに追い詰められています。解離してしまう自分が恐くて仕方ありません。ハガキに、何も理解してあげられないと書いてありましたが、もちろん誰にも自分ですら理解できないことではありますが、武さんにはいっぱいエネルギーをもらっています。

今の私が自殺しないブレーキになっています。本当にありがたいことです。武さんとめぐりあわせてもらった縁というか、こういうことをハイヤーパワー(1)だと私は思っています。棚卸しは大変な作業だと思いますが、武さんもくれぐれも無理はしないで下さいネ。今しばらく私のこの絶不調は続くと思いますが、何とか乗り越えなければ。
では、また書きます。

二〇〇〇年

大切な武さん

あい子

ＰＳ

武さんの写真楽しみに待っています。

(1) アルコール依存症者の自助グループであるＡＡ〔alcoholics anonymous 無名のアルコール依存症者たち〕で言われる力。このハイヤーパワーに身を委ねることによって、アルコール依存症者はしらふ sobriety でいることを一日一日繋ぐようにして何年も断酒を続けてゆく。

ＡＡのミーティングはカトリック教会の施設を借りて開かれることが少なくないようだが、残念ながらユダヤ-キリスト教的な教えによっては酒を止めることはできない。なぜなら、神を信じることによって自己管理《セルフコントロール》するという生き方が信仰の生き方であるからであり、アルコール依存症者は自分をコントロールすることはできないことを認めるところから断酒の途に着くからである。事実、アルコール依存症の神父がいるために、その施設を借りることができない場合もある。

# 二〇〇一年　九月十二日

武　様

台風より一足早く、十日に××餅と梅干しが届きました。いつもいつもありがとうございます。たいへん美味しくいただいています。

十一日の、東京を通過するときの台風は久々にすごかったです。私はそのとき、全身に雨風のシャワーを浴びながらも歯医者さんに行きました。最近、B子が一日の半分以上の時間、出没しまして……、義歯が次々と壊れてまた歯医者通いが始まりました。一日二十四時間のうち、十二時間はB子、四時間くらい横になってるとして残り五時間くらいは、私の知らない私。A子の私でいられるのは三時間くらいしかありません。知らない私のときには、身体中青痣だらけになったり(?)が多いです。先日は電話機がメチャメチャに壊れてました。おかげで部屋の掃除も片づけもできなくていらいらだけが募ります。まったくコントロールができません。悲しい……。

元気そうなふりをしている写真を同封します。一枚は先日、〔ニューハーフの〕奈々子のバースデーパーティーで私の着物一式をプレゼントして着つけてあげたときのものです。——向かって左端が不良債権の悩みの種の人物です。(1) まおちゃんに迎えに来てもらって、おんぶしてもらって外出しましたが、一時間でダウンしました。もう一枚は五日、ナカちゃんのバースデーに、奈々子とたっちゃん――ナカちゃんの横にいる男の子――のバースデーも一緒にしての、あい子主宰のお食事会――歌舞伎町の韓国料理屋さん――のときのものです。モルヒネとリタリンで目いっぱいテンションを上げたつもりでしたが、二時間が限度でした。こんなことやってるから具合が悪くなっても仕方ないですよネ。五日の日は、風邪も酷くて絶不調なのに外出して、食事の途中からB・子モードになりましてコントロールできない自分が情けなくて、本当につらかったです。

以前、マサちゃんとまおちゃんとで私んちの近所のお寿司屋さんに行ったとき、一時間で私一人で七六皿も食べてしまい、マサちゃんにもまおちゃんにもお店の人にもびっくり仰天されてしまったことがあったのですが、B子は外食中にも出てきてしまいます。そのときも確かダッシュして帰って、帰ってからもまたずっと食べてました。

ところで三日付の手紙ではまたテレパシーを感じました。前から時枝流レシピのカレーの作り方を聞こうと思ってたのです。私はカレーが大好きなのにいまだにカレーの匂いが分からなくて悲しいのですが……。

話は変わりますが、今妹の旦那のお母さんがうつ病で入院してまして、外面の良いいい嫁をやってる妹は、毎日往復四時間もかけてお見舞いに通ってるそうなのですが、旦那の妹はお母さんの近所にいるのにこれまたうつ病でまったく外出できないそうです。

妹の旦那は酷い手洗い強迫で潔癖性なのですが、最近は自分の携帯電話も使えないほどものが触れなくなってるそうです。やっぱり妹も何かしら問題のあるDNAを持った人を選んでしまうのですネ。あんなにいい嫁を演じていたら妹も近いうちに壊れてしまうでしょう。

またまた話は変わりますが、歌舞伎町の火事のときはサイレンやらヘリコプターの音がすごかったです。私の行ってる外科にも何人か運ばれてたみたいです。ちなみに、亡くなった、四階の抱きキャバのNO・1の××ちゃんは、黒岩さんの昔の彼女だった女の子です。[2]そして風俗のバイトをしてるナースは結構いるのです。私の知りあいにも何人かいるのですが、ナースをやってると風俗の仕事なんてチョロいもんだとか言ってました。

今、アメリカの多発テロの報道がずっと流れてますが、あんな、映画とか小説の世界でしかありえないようなことが実際に起こっているのだから、何が現実で何が夢なのか……、あの崩落したビルの映像なんて……、私もまた混乱してきました。

明日は恐怖の島津心療クリニックの日です。そろそろA子も消えそうなので、また書きます。支離滅裂でごめんなさい。

美味しいお菓子を本当にありがとうございました。武さんもくれぐれもご自愛ください。

大切な武さん

あい子

PS

何かの本にS駅前の焼き肉屋さん、××堂がピカ一だと載ってました。

九月十二日

（1）あい子は人から頼まれると嫌とは言えず、しばしば人に高額の融資をする。これは義理人情にあつい水商売の女性ならではのことではなく、アダルトチルドレンであるがゆえ、人の申し出を断り切れないのである。

（2）黒岩氏はストーカー癖のある男性である。既婚女性しか性的対象としてみることができず、ストーカー行為を繰り返す。「最近はマンションの壁をよじ登るのもうまくなりしたよ」とあい子にうそぶく。ある既婚女性に対するレイプ未遂も犯したことがある。倒錯した愛というより、より危険なことの多い愛にとらわれている。出会い系サイトで「人妻」と知り合い、実際会ってみると女子中学生であったりすることがあるらしい。そのようなときは少女にお説教をして帰すとのこと。

# 機能健全家族

# 小さな奇跡

## 二〇〇一年　十一月三日

武　様

今日は雨降りで寒いです。〔……〕(1) 先日はお電話ありがとうございました。このところテンションが落ちてきたので武さんの声が聞けておしゃべりできてとても嬉しかったです。

武さんが楽しそうにお料理の話をするので、私まで楽しくなりました。何年か前は、二人で溜め息だけの電話のときもありましたよネ。バッハすら聴けなかった私がCoccoの曲を聴いたり……、武さんのお料理に味覚を取り戻せたり……、と少しずつですが変わってきてるナと思います。武さんのおかげで以前とは違うプラスの感情、嬉しい、楽しい、美味しいを戻しつつあります。――機能健全家族です。

電話のあとは、〔宅配便で〕何が届くのか楽しみでワクワクして眠れませんでした。

そして、昨日ちゃんと届きました。電話でうの花を作ったと聞いたとき、今度送ってネって言おうと思ってたのですが、本当に送られてきてびっくりしました。またまた涙ものの大感激です

本当にありがとうございました。さっそくいただきましたが、メチャメチャ美味しかったです。うの花はとてもやさしい味で何だか心が暖かくなりました。

ドレッシングはオニオンサラダに合いそうだと思ったのですが、大根しかなかったので大根サ

ラダにかけてみましたがGOODでした。レバーペーストはもう解凍ができてると思うので今夜のお楽しみです。

それにしてもまたもやテレパシーが通じたのか、私も週末には宅急便を出そうと思ってました。今回は美味しいとは言えないでしょうが、「ん?」のからすみ、「ん?」のジャムとナッツです。

味つけのナッツはハワイ通いをしていた時に見つけてはまってしまい、最近は〔私は〕行けないので、ハワイに行ってる友だちが買ってきてくれます。今では日本にもあるようですが、私は歯が悪くなってあまり食べられないのです。「ん?」の味のものばかりですが何とか工夫してやっつけてみて下さい。

そういえば今、ハワイは旅行者がさっぱりで、一週間のツアーが四万から五万円で行けるそうです。ツアーでなくても航空券、ホテル、飲食店などすべて半額だとか……。私がもし元気だったらずーっと不法滞在になるくらい行きっぱなしになってたでしょうネ。そしたら武さんの美味しい料理も食べられないところだった。何だかちょっと病気に感謝です。

それから、「あい子ちゃん」の心にいる武さんは偉大な母のような存在だと思います。前にも書きましたが、私の子どものころの——たとえ美味しいものじゃなくても——忘れられないお母さんの料理とか思い出の味がないですから、今、「あい子ちゃん」は武さんの料理で成長していると思うのです。

大人になって〔からならば〕、お金を出せば美味しいものはいくらでも食べられるでしょうが、やはりそれには一番大切な愛情のスパイスは感じられないですからネ。お母さんや大好きな人の作ってくれた料理には何ものにも代え難く心に残ると思います。だから武さんのお料理が私にとってのおふくろの味です。電話で、ぶり大根と切り干し……、と聞いて飛んで行きたいような気持ちになりましたョ。

以前、私の夢は親より先に死ぬことでしたが、今では武さんの横で武さんが作ってる料理を手伝いながらペチャクチャおしゃべりしてる光景に変わりました。

いつの日か本当に実現できるといいのになあ……。

武さんのお母さんも今までさんざん心配をして心を痛めてたことがいっきに吹き飛んでしまうくらい喜んでいるのではないでしょうか。

せっせと腕を磨いて下さいネ。

では来週はグル〔島津先生〕との対決で毎日固まってるでしょうが、また書きます。

本当にありがとうございました。武さんも風邪など召しませんよーに。

大切な武さん
あい子

ＰＳ

タッパーは――力が入らなくて――きれいに洗えませんでしたが、また何かを送ってもらうときのために――あつかましいですネ――お返しします。

それからもう寒くなりましたから、冷凍じゃなくて冷蔵で大丈夫だと思います。またよろしくお願いします。ごちそうさまでした。

それから、それから、パンにうの花は美味しいと思いますョ。私もよくパンにバターをぬってキンピラととろけるチーズをのっけてトーストしたり、岩のりとチーズ、マヨネーズとあえた納豆にのりとか、いろいろ試しましたがけっこういけます。

武さんのおかげでA子の食卓が充実してる今日このごろです。(2)

(1) 諸事情から割愛する。

(2) パン、デザート類、あい子の好きなカレーや和風総菜や内臓肉の料理などをつくって送っている。――ライ麦パン、カレーパン、ビスコッティ、クリスマス・シュトーレン、レアチーズケーキ、ブラマンジェ、パンプキンパイ、白玉ぜんざい、杏仁豆腐、苦瓜のカレー、春キャベツのカレー、カレーピラフ、うの花、ひじき、切り干し、きんぴらごぼう、肉じゃが、伊達巻き、ぶり大根、里芋の煮っ転がし、金時豆、呉汁、レバーペースト、もつ煮込み、牛すじのどて焼き……。

あい子は買い物のための外出ができないので、代金と手間賃を支払い塚ちゃんに買い物を頼んでいる。忙しい男性だから、「腐りかけのえのき茸」を買ってきたりするとのこと。ぼくは、包丁は入れなかったものの、非常に新鮮な生野菜も送ったことがある。葉っぱつきの人参をあい子はたいそう喜んでくれたものだ。

二〇〇一年秋以降、ぼくがあい子に手作りの料理を贈るようになり、ぼくとあい子の関係は新たなるものに、そしてより深いものになった。あい子はぼくにおねだりをするようになったのだ。「武さんの手作りのお惣菜やカレーが食べたい」というなんともささやかなおねだりである。「お正月には伊達巻きが食べたい」そんなふうに。

あい子は一時期、毎日毎食カレーを食べていた時期があったらしい。しかし、実家である酷い扱いをされたときから、カレーの味が分からなくなり心因性の味盲となった。うの花を送る前には、ぼくが初めてカレーを送ったのだがその味が分かったとのことである。

「レトルトじゃないカレーなんて何年ぶりでしょう。あまりに美味しくていっきに食べてしまいそうでしたョ。A子であってもカレーはいくらでも食べれますから……。ちゃんとカレーの味が分かりました。こういう感覚も何年ぶりでしょう。やはり料理には愛情という名のスパイスが必要なんだなぁとつくづく思いました。〔……〕武さんは私の中では、ミルクをもらっている唯一の存在です。」〔二〇〇一年十月二十四日付、あい子の手紙より抜粋〕

ぼくとあい子は、母と小さな娘の関係である。「慎吾ママ」というのがあったから、「武ママ」というのも悪くない。あい子のインナーチャイルドのことを「あい子ちゃん」と呼んだことがあるが、武ママの手料理を「あい子ちゃん」が食べ、その姿を見て「武ママ」は満足している。ぼくは武ママとして料理にいそしむことで、愛に飢えたあい子ちゃんの成長を見守る母となった。そしてまた、あい子のための料理を作ることはぼくのうつの治療にすこぶる具合のいいことなのである。

この年もその前の年も、あい子に牡蛎を送った。あい子は牡蛎が好きなのだ。このような一節を書いたことがある——「牡蛎は海のミルクと言われます。『海の中には母がある』と言った詩人は誰だったか。あい子さん、ぼくをあい子さんのママにしてください」。

おわることはなく

## 二〇〇三年　×月×日

私、武便を食べ終わるとまた、次の武便を食べてから死のうっていつも思う。(1)

そう思って生きてゆくしかない。

(1) ほとんど毎週、ぼくはあい子に手料理を送っているが、いつしかそれは「武便《たけしびん》」と呼ばれるようになった。

近年あい子は、過食と、体の痛み、うつ状態をますます酷くしている。

解離性同一障害、うつ病、過食症、レイプ被害によるPTSD、パーキンソン病、強迫神経症、パニック障害〔広場恐怖症〕、衝動性人格障害〔その他にも、いろいろな名称の人格障害があるとのこと〕、舌癌、大腸癌、痛風、神経痛、前壁中隔心筋梗塞・急性心筋梗塞・心電図異常・循環器異常など循環器の諸症状、慢性腎炎、腎不全、内分泌電分質異常、大腸直腸結腸症、バーター症候群による機能障害、その他、原因不明の身体症状、低血圧。

医師の診断書には三〇項目以上の症状が記されていたとのことである。

平熱が三五度というあい子にとって風邪は持病のようなものである。しょっちゅう骨折を起こしているし、歯や歯肉の治療はもう何年にも及び放射線照射によって歯骨が脆くなっており咀嚼に痛みを伴う。背中の筋肉の外科的異常は、診断名は不明だが、引退前のボクサーに見られるのと同様の症状であるとのこと。近年はあい子の主《ホスト》人格が把握していない人格のとき、生爪を剥ぐので、指先の一部が角質化している。

この本を、うつ病や摂食障害、そしてあらゆる心的外傷を持った方々に読んで欲しいと思う。

あい子さんと　新曜社のT・Tさんと

時枝　武

時枝武（ときえだ・たけし）
1962年生まれ 神戸大学大学院修了
著書『うつ病者の手記』（人文書院 1997年）

うつ病《びょうしゃ》者からの手紙《てがみ》

初版第1刷発行 2003年10月30日

著　者　あい子・時枝武 ©
発行者　堀江 洪
発行所　株式会社 新曜社
〒101-0051 東京都千代田区神田神保町2-10
電話(03)3264-4973(代)・FAX(03)3239-2958
e-mail info@shin-yo-sha.co.jp
URL http://www.shin-yo-sha.co.jp/

印刷・製本　株式会社 太洋社　Printed in Japan
ISBN 4-7885-0877-X　C0011